子どもが幸せになる「正しい睡眠」

小児科医・医学博士
成田奈緒子
公認心理師
上岡勇二

JN231397

SHC
産業編集センター

はじめに

皆さん、こんにちは。本書を手にとってくださり、ありがとうございます。この本では、1冊丸々「子どもにとっていかに睡眠が大事か！」ということを述べています。

今さらそんなことを言われなくてもわかっているよ、という声が聞こえてきそうです。子どもを「寝かせること」は当たり前のことだよ、と。

でも実際は、ちゃんと寝かせていると思っていても、正しく眠れていない子どもが、急増しているのです。そのような子どもたちには「脳がうまく育ってない」ことが原因で、心身の不調や学力低下、そして心の問題などがしばしば起こります。

このような問題が起こってしまった子どもとその親に、私たちは長年専門家として向き合ってきました。最初のころは医療や心理療法を第一の選択として治療を行なっていました。しかし次第に、まず必要なのは、睡眠を始めとした生活改善である、と気づいたのです。

そこで私たちは、２０１４年に子育て科学アクシス（http://www.kk-axis.org/）という事業を立ち上げました。ここには不登校のお子さんを持つ親御さんや、発達障害の当事者の方、引きこもりで就労を目指す青年など、様々な人たちが相談にきます。そうした相談者の方たちには「正しい睡眠が脳を育てる」という理論などを、ワークショップ形式で学んでもらっています。

学んだことを家庭で実践してもらい、正しい睡眠がとれるようになると、相談者が抱えていた種々の問題があとかたもなく消え去るという、驚くべき事例を実にたくさん経験しました。

私たちは今、苦悩していた本人や家族が、輝く笑顔に変わっていく姿を見て本当に幸せです。そして、このことを一人でも多くの方に伝えたいと強く思います。

ですから、私たちはこの本でどうしても皆さんに伝えたいのです。

子どもに「正しい」睡眠をとらせてあげてください。

それが、子どもに丈夫な体と確かな学力、思いやりの心、さらには一生涯の幸せを授けるための一番のコツなのです。

成田奈緒子

子どもが幸せになる「正しい睡眠」　目次

第1章 子どもの「大変！」の原因はすべて睡眠にあり

第4章 睡眠Q&A

第１章
子ども「大変！」の原因はすべて睡眠にあり

子どもを叱る前に睡眠を見直して！

正しい睡眠について

子どもは確かに可愛いし、子育ては確かに楽しい。

それなのに、今日も声を荒げて「ちゃんとしなさい！」「早くしなさい！」「いいかげんにしなさい！」「まじめにしなさい！」「ママを悲しませないで！」「あんたなんか、知らない！」などと子どもに言ってしまっていませんか。


決して言いたくない言葉を毎日のように子どもに浴びせてしまい、自己嫌悪で追い詰められた親御さんからの相談をたくさん受けます。

「どうして、こんなにうまくいかないんだろう」と、自信を無くし自分を責める親御さんに、私たちは、子育てが上手くいかないのは子どもの「睡眠」に問題があることをお伝えしています。それは親の資質の問題ではないのです。そして、「正しい睡眠」について説明し、生活を改善してもらいます。すると、親御さんは悩んでいたことが嘘のように笑顔に変わるのです。

睡眠は、どんな人にとっても大切な生活習慣です。

誰だって当たり前のように、「夜は眠る」ことをしています。

でも、大人の睡眠習慣を子どもにそのまま当てはめてはいけないのです。子どもの睡眠の役割は大人と同じではありません。

大人は子どもにとっての「正しい睡眠」をまず理解し、子どもに「正しい睡眠」をとらせるよう努めるべきなのです。

では、子どもにとって「正しい睡眠」とはどんな睡眠なのでしょうか？

それは、「年齢に合わせた十分な睡眠時間をとる」こと、「太陽が沈んでいる間は眠る」こと、そしてこの2つがきちんと「習慣として身についている」ということです。

子育て中に起こる多種多様な〝子どもの困った〟は、「正しい睡眠」がとれていないことが原因となっている可能性が高いのです。

体の機能や学習能力の問題、さらに心の問題……。これらはすべて、睡眠の量や質の問題とリンクしていることが科学的に証明されています。

これはつまり、「正しい睡眠」を大人が学び、あまりにも当たり前である「眠ること」を子育ての軸に据えることで、多くの問題は解決しうる、ということを意味します。

次のページからの項目をざっと読んでみてください。

「えっ？　こんなことも睡眠に関係するの？」と驚かれることでしょう。

もし、ご自身の子どもと同じ問題が含まれていたなら、その問題は、子どもの睡眠を「正しい睡眠」につくり直してあげるだけで解決します。すると、あなたは子どもにイライラしなくなるかもしれません。また、不必要に声を荒げて叱らなくてもよくなるかもしれません。

次に子どもを叱りたくなったときは、一回立ち止まって、お子さんの睡眠を見直してみましょう。

睡眠時間について

★ 毎朝ぐずって大変!

朝、決まった時刻に起きてほしいのに、なかなか起きてくれない。そんな悩みをよく聞きます。

布団から出てこない子どもを怒鳴ったり、引きずり出しても、無理やり起こされた子どもは超フキゲンで言うことを聞きません。着替えをしない。ごはんを食べない。なかなか出かけない。

そんな子どもを見て、出勤時間や子どもの登校時間がせまったあなたは「いい加減にしてちょうだい!」とイライラを爆発させているのではないでしょうか。

ちゃんとしない我が子を見ると、この子には「根性がない」「やる気がない」「甘えている」などと、人格に問題があるかのように低く低く評価してしまいがちです。しかしこれは本当に子どもの根性や、やる気の問題なのでしょうか？

いいえ、違います。これは、睡眠の問題です。「正しい睡眠」がとれていないから、朝ちゃんと起きられないだけのことです。

毎晩眠らなければならない時間は、年齢ごとにきちんと決まっています（53ページ参照）。睡眠時間は大人の基準や都合で決めるものではありません。発達段階に応じて、子どもの脳が適切に育つために決まるものなのです。

大人は、適切な睡眠時間を生活の中で子どもに提供し続ける義務があります。それを怠ったことで子どもが十分な睡眠時間を得ることができず、結果として朝起きられず、ぐずぐずしているのなら、その問題の原因は子どもの人格にはないのです。

生まれたばかりの赤ちゃんは誰でも、昼夜問わず寝たり起きたりの生活をしています。だいたい4カ月目頃から夜の睡眠時間が多くなって、昼間は起きている生活になってきます。そして、5歳頃になると、どんな子でも夜は眠り、朝は起きて日中に活動しているように見えます。

しかし実際は、現代の5歳児の夜間睡眠時間には、非常にばらつきがあります。小児科の教科書に記載してある、5歳の子どもが一晩に眠らなければならない時間はおおよそ11時間です（53ページ参照）。夜は7時に寝つき、朝は6時に目覚める、という生活です。これだけの時間、質のよい睡眠がとれれば、「必ず」子どもは自分から機嫌よく目覚めるものなのです。なぜなら、人間は「夜はしっかり休息し、朝は目覚めたときから活発に活動する」脳を持っている動物だからです。

大人の役目は未熟な子どもの脳をしっかり育てることにあります。そのためには、「正しい睡眠」を子どもに作ってあげることが大きなポイントとなります。

一晩に11時間の睡眠時間の確保が難しければ、せめて、5歳児では一晩10時間の睡眠を目指しましょう。

夜は8時に寝て、朝は6時に起きる生活です。

毎晩寝なくて大変！

寝かしつけについて

子どもが寝てくれない、という悩みを持つ方も多いようです。

小学生以上の子どもたちがゲームやスマホ、テレビに夢中でなかなかベッドに入らない、というケースも多いのですが、最近目立つのは、乳幼児の「寝てくれない」です。


毎晩寝かしつけに2時間以上かかってしまうという人も多いと聞きます。早い時間から寝室に連れていき、トントンしたり、絵本を読んだり、電気を消したり、頑張って寝かしつけているにもかかわらず、全く眠る気配がない子どもにイライラしてしまうこともあるでしょう。

ようやくウトウトしかかったころに、ご主人の帰宅が重なると最悪です。子どもは大喜びし、寝かしつけは振り出しに戻ってしまいます。ご主人と遊んで興奮した子どもを、再び寝かしつけようとしても、簡単にはいきません。もっと遊びたいと大泣きされることもあるでしょう。遊ぶだけ遊んで寝かしつけをしないご主人に「子育ての大変なところを押しつけられている」と感じ、腹を立てる人も多いかもしれません。子どもは母親の不機嫌を感じとりますから、そんな状態で「ねんね」とトントンされても絶対に寝つきません。

この負の循環が起こるのは、睡眠のメカニズムから考えれば当然のことなのです。しかし、悪い循環をよいものに変えることは、実は簡単なのです。

生まれてから5歳までの子どもは、動物だと思うと理解しやすくなります。

例えばシマウマは、周りにたくさんの肉食獣がいるサバンナで子どもを育てます。夜は親が安全な居場所を確保して、か弱い子シマウマを自分の体で包むようにして守りながら眠らせます。親が「安全・安心」を確保してくれているから、子どもは安心して眠れるのです。

動物の体内環境は交感神経と副交感神経からなる自律神経という神経が整えてくれています。交感神経は緊張・興奮しているときに働く神経、副交感神経はリラックスして落ち着いているときに働く神経です。

動物は、起きて活動しているときは交感神経が、眠っているときには副交感神経が優位に働いています。

まだ自分で自分の身を守れない5歳までの子どもは、親がつくってくれるリラックスできる落ち着いた環境のもとで、「ここは、安全で安心なんだ」という確信を得てはじめて、副交感神経が優位に働き、眠ることができます。

イライラして緊張・興奮状態の親のもとでは、いくら抱きしめられても、子どもは決してすーっと寝つくことができないのです。まずは、親自身が副交感神経をしっかり働かせてリラックスして落ち着いた状態になれるように環境を調整しましょう。

例えば、ご主人にはしばらく寝かしつけ中の時間には帰宅しないようにしてもらいます。乳幼児だと、わずか1週間程度で「寝てくれない」は劇的に改善しますので、あとはご主人が帰宅しても起きなくなります（77ページの実践例をお読みください）。

また、眠るときには体温が下がらなければなりません。寝る直前にお風呂に入れたり、手足まで布団や衣服でしっかりくるんだりすると、もともと体温が高めの子どもは、ますます寝つきが悪くなることも覚えておきましょう。

食事と睡眠について

きちんと食べなくて大変！

「食が細い」「遊び食べが多い」「好き嫌いが多い」「朝、全く食欲がない」といった悩みも、特に乳幼児期では多いものです。

栄養バランスを考えながら、手間暇をかけてつくった離乳食だからといって、子どもがすんなりそれを食べてくれるとはかぎりません。スプーンに乗せて口元に持っていっても、プイっとそっぽを向かれることもあるでしょう。

さらに、2歳くらいになり、大人と同じものが食べられるようになった子は、自我も出てきていますので、こちらの思い通りには食べてくれません。なかなか食べ始めなかったり、すぐに食べ物で遊びだしたり、「これ嫌い！　いらない！」と手づかみでそこら中に投げだす子もいます。テレビにくぎづけで口の中の食べ物をなかなか飲み込まないという子も珍しくありません。「早く、早く！」と声掛けをしても、全然言うことを聞かない子どもに、忙しい朝などは特にイライラしてしまうと思います。

思い通りにならない子どもの食事に「こんな食べ方で大きくなれるの？」「なんで、私のつくったものを食べてくれないの？」と、不安や悲しみを感じることも多いのではないでしょうか。

もしかしたら、これらもすべて「正しい睡眠」がとれていないせいかもしれません。

生まれてから5歳までの子どもは、動物です。まずはこの時期に、「食べないと死ぬ、だから食欲を感じて自ら食べる」という本能が発達しなければならないのです。本能の発達を助けるのは周りの大人です。

例えばシマウマの子どもが、「食が細い」「遊び食べが多い」「好き嫌いが多い」「朝、全く食欲がない」という状態のまま、長くサバンナで生き延びられるでしょうか？　生まれたときは未完成な生き延びるために必要な脳の働きを、大人が毎日の生活の中で育ててあげなければ、子どもは生きていけないのです。

生き延びるための脳（「からだの脳」55ページ参照）を育てるために絶対に必要なのが「正しい睡眠」です。

眠っているときには副交感神経が優位に働きます。この神経は消化活動を促します。ぐっすり眠った翌朝は、食べ物の消化が進み腸は空っぽになっています。だから十分な深さと長さの睡眠をとった次の朝は、子どもは「おなかがすいた！」をしっかりと感じ、自らごはんを夢中で食べるのです。

まずは、朝、自分で目覚めた子どもをよく観察してください。子どもは必ず空腹のサインを出します。そのタイミングで年齢に合った、食べやすい食事を出します。そうすれば、自然に自分から手を伸ばして、食事を始めます。これを繰り返すことで「おなかがすいた」↓「食事をする」↓「満足する」という神経の回路が出来上がり、大人に言われなくても、自分から食事がとれるようになるのです。

大人は先回りしすぎずに、子どもが自発的、自律的に「眠る、起きる、食べる」を行えているかを観察するようにしましょう。

また、食事をする際には「安全・安心」が確保されていなければなりません。できる限り大人が一緒にいてあげることは大事なことです。そして子どもが自分で食べ物をしっかり見て、匂いを嗅いで、味をみて、歯ざわりや音にも注意しながら安全性を確認することで、自分に必要な食べ物を自分で選べているかを観察しましょう。

他にも、テレビなどから大きな音や光の刺激が入ってしまうと、食べ物からの刺激を感じにくくなってしまいますので、食事中はメディアを遠ざける習慣をつくりましょう。

★便秘して大変！

便秘と睡眠について

ある保育園で保護者に手を上げてもらったら、園児の97％が「朝、うんちをする習慣がない」という結果だったことがあり、驚きました。園から帰った夕方～夜に排便するか、もしくは毎日は出ない、という子が圧倒的に多かったたです。さらに、このことを気にしない保護者が多いことは意外でした。

食べさせることには熱心でも、出させることにはあまり気を配らないのは、ちょっとアンバランスです。入れることと出すことに同じように気をつけて、幼児期に朝、排便する習慣をつけさせたいものです。

小学生になると、せっかく便意を催しても、なかなか学校で排便をしません。「学校のトイレは臭いから行きたくない」とか「学校でトイレに行くとからかわれる」とかいう理由で、我慢してしまうことがとても多いのです。

これにより、ひどい便秘に陥る子どもがたくさんいます。1週間に1回程度しか出ない便秘ならまだましなほうです。ひどいケースになると、3週間くらいうんちが出ずに腹痛で病院に行き、浣腸をされても全く便が出ない子どもが時々います。

こんな子の場合には、すでに便が硬い石のようになってしまっていて自力では出せないため、肛門から一生懸命手で掘り出してあげなければなりません。本人もとても痛くて大変です。

また、トイレに行くのが嫌で我慢した挙句、パンツに便をもらしてしまいクラスの子から笑われたため、学校に行けなくなった、という子も時々います。

こんな状態に陥る前に、子どもの睡眠を整えてあげてください。「正しい睡眠」によって朝きちんと排便できる脳がつくられるのです。

睡眠中優位に働く副交感神経は消化活動を促します。十分な睡眠時間をとり、ぐっすり眠った翌朝、腸の中では消化が進んでいて、昨日食べた食物は、「出るのを待つだけ」の便になって大腸の終末部で待機しています。

この状態で、「おなかすいた！」と食欲がわき、朝食をきちんと食べると、胃腸が刺激されて蠕動運動を始めます。すると、大腸の終末部にある便が腸の運動とともに、直腸まで送られ、「あ、トイレに行きたい！」という感覚が脳に伝えられます。

このタイミングなら、たくさんいきまなくても、するっと気持ちよく排便をすることができ、すっきりした胃腸の状態で家を出ることができるのです。

しかし、朝食をきちんと摂らなかったり、時間がなくてトイレに行かないまま出かけてしまうと、大腸に置き去りにされた便は、どんどん水分を抜かれ硬くなっていきます。

便が硬くなると、便意を感じにくくなったり、いきんでも出にくい便となり、便秘が進行します。腸内が硬い便で占拠されると、朝、食欲がわきにくくなったり、食が細くなったりして食べる量が減ります。すると、ますます便は出にくくなり……という悪循環に陥るのです。

食べることと同様、便を出す習慣も、大人がしっかり「正しい睡眠」をとらせることで子どもに確立してあげたいものです。もちろん、子どもだけではなく、大人の便秘に関しても、「正しい睡眠」を確立することで、大きく改善できます。

親子そろって、朝うんち、を目指しましょう。

ケガや病気ばかりして大変!

体調と睡眠について

最近の子どもは体育の時間によくケガをする、と小学校の先生から聞きました。

例えば運動会の徒競走の練習で走っていて転んだとしましょう。以前ならば、膝を擦りむくとか肘を痛めるなど、絆創膏程度で済むケガが大半でしたが、今は足の骨を折ったり、後頭部を強く打って脳出血を起こしたり、顔面から転んで歯を折ったりという大ケガが増えているそうです。

また、小学生・中学生の「起立性調節障害（自律神経の失調症状）」の数も年々増えています。朝の起床時に頭痛、吐き気、目まいがおさまらない子や、集団の活動中に気分が悪くなり倒れてしまう、疲れやすい、などの不調を訴える子どもがとても多くいます。

こんな小中学生の子どもたちの健康面でのおかしさも、「正しい睡眠」がとれていないことが原因であるかもしれないのです。

1～2歳の子どもであれば、相対的に頭が大きく体のバランスが悪い上に、まだ歩行もしっかりできていないので、大きなケガが起こりやすいのは当然です。だから親はいつもつきっきりで子どもを見守る必要があります。

5歳頃になると、歩くことも走ることもバランスよく行えるようになります。転んだときには「受け身」ができるように脳が発達してきます。すると子どもたちは次第に親から離れ、自分たちだけで遊んだり、学校で活動したりすることができるようになるのです。

受け身とは、生き延びるために、動物としての本能の脳（「からだの脳」55ページ参照）が自分の身に危険が迫ったときに反射的に身を守る機能です。

心臓や脳、消化管などの、生命維持になくてはならない大切な臓器が傷つかないように、それらを守る体勢を反射的につくることで、命を守ります。脳が発達することで、受け身ができるようになり、大きなケガを防ぐことができるのです。

また、この本能の脳は反射で体を守るだけではなく、自律神経を用いて体内環境を整えることで「生き延びられる」ように内臓を守ってもいるのです。

自律神経は、交感神経と副交感神経という、相反する機能を持つ２つの神経からなります。これらがいつも活発に働くことで、身の回りに起こる環境の変化に体が対応できるようになります。

例えば、外界の気温が上がればそれに合わせて体温が下がるように副交感神経が毛穴を開いて発汗を促し、内臓の温度が上がりすぎないようにします。

また、寝ていた姿勢から急に立ち上がれば、それに合わせて交感神経が血圧を上げ、大切な脳が血液不足にならないようにコントロールします。

この自律神経の調節機能も、生まれたときには確立されていません。脳が発達することで、大人の手を借りずとも環境に体が合わせられるようになっていくのです。

子どもが健康な体に育つためには、生まれつきの体質もある程度関係します。しかしそれよりも大きな影響を持つのは、すべての土台である本能の脳をいかに強く育てるか、です。

乳幼児期に「正しい睡眠」をしっかりとらせれば、ケガや病気をしにくい、盤石な身体機能を子どもに授けられるのです。

すぐにキレて大変！

感情と睡眠について

今の子どもはちょっとしたことでキレやすくなった、といわれます。

その兆候は、幼児期からすでに見られます。

一生懸命つくっていた積み木のお城がバランスを崩して、ガラガラと崩れただけで「なんでだよ！」と何十分も大泣きが止まらない子。みんなと一緒にプールに入る保育園の活動で、着替えの順番が最後になっただけで、「入りたくない！」「もう嫌なの！」とひっくり返って大暴れする子。

幼児であれば、まだ脳が育っている途中なので、ある程度の反抗や感情の暴発はあって当たり前です。

でも、頻度が高い、程度がちょっと異常（泣きすぎて顔の毛細血管が切れて内出血する子もいます）という場合には、「もしかして正しい睡眠がとれていないから？」と疑ってみましょう。

睡眠が原因で脳がうまく育ってない子が小学校高学年になると、さらに問題は深刻化することがあります。

「ゲームばっかりしてないで勉強しなさい」とか「早くお風呂に入ってちょうだい」と言われただけで、「うるせえ！　くそばばあ！」と暴言を吐いたり、腹立ちまぎれにいろいろな物を壁に投げつけて壊したりする子がいます。もっとエスカレートすると家族に暴力をふるうこともあります。学校で先生や同級生に歯向かっていくこともあります。

この年になると、体は大きくなり力がついているので、大人には押さえきれません。もちろん、言って聞かせようとしても全く聞き入れてもらえません。警察を呼ばなければならないこともあります。

小さいときはあんなに可愛かった子がどうして……と途方に暮れる親御さんに、たくさん会ってきました。

実はこれらも、すべて「正しい睡眠」がとれていないから起こっていることなのです。

「正しい睡眠」をとれば順番に育つはずの脳が、きちんと育っていない、もしくはいったん順調に育っていた脳が、ゲーム漬けや塾通いなどの不規則な生活ですっかり乱れてしまったという可能性があります。小学校高学年で脳の成長の最終段階である「人間らしく」まとまる脳に育っていない（「こころの脳」60ページ参照）ため、感情をコントロールし、心を落ち着かせる機能が働かないことが原因であると考えられるのです。

「正しい睡眠」を幼児期から生活の軸に据えて、脳を順番にバランスよく育てることを主眼に置いた子育てを行うことが、子どもの健全な心の発達のカギを握ります。

気を抜かず、手を抜かず、優先するべきは「正しい睡眠」であることをしっかり心得た乳幼児期からの子育てを行いたいものです。

でも、失敗してもあきらめないでください。

脳はいつからでも育て直せます。

どうしようもないほどキレまくっていたのに、家族全員一丸となり、根性入れて、「正しい睡眠」をとる生活にシフトしたことで、見違えるほどよくなった子どもたちにも、たくさん会ってきたのですから。

勉強できなくて大変！

勉強と睡眠について

ただただ「可愛い」だけでなんでも許せる気になっていた乳幼児期を過ぎて、子どもが小学校に入ると、親にとって急に気になる課題が持ち上がります。

それは「勉強」です。

授業参観やテストなど、ほかの子どもと比較する機会が増えるので、「もっと勉強をさせなくては」と思ってしまいがちです。ましてや、担任の先生との面談で「勉強が遅れてしまってますね。ご家庭でもよく見てあげてください」などと言われると、本当に焦ってしまいます。

すると多くの場合「家で子どものそばについて勉強を見てあげる」、もしくは「週に何日か塾に通わせる」という方法を選ぶのではないでしょうか。

残念ながら、この方法だけではあまり成績は上がりません。逆に、どんどん下がっていくことも珍しくありません。そうなると、親の心の中には怒りや落胆、不安の感情が大きく膨らんできます。

「わざわざ忙しい中、子どもの勉強を見る時間を確保して頑張っているのに」「家計を切り詰めて塾代を出しているのに」など、ネガティブな考えを持つと、ついつい子どもを責める言葉が出てきます。「なんでちゃんとやらないの？」と、親の怒りを含んだ言葉を浴びせられた子どももだんだんイライラしてきて、ついにある日「キレ」だすなんてことも多いものです。

実は、子どもの勉強ができない、という問題に対して塾や家庭での勉強時間をやみくもに長くすることは、全くの逆効果です。なぜなら、学習とは脳で行うものであり、学習の効率化のためには「正しい睡眠」が必須だからです。この対応では、睡眠時間が短くなり「正しい睡眠」から遠ざかってしまいます。

脳には毎日大量の新しい情報や知識が流れ込んできます。これらを全部ランダムに詰め込みっぱなしにしておいたのでは、必要なときに必要な情報が取り出せません。

例えば脳を、机とその横に設置されている書棚、と思ってください。毎日学校の勉強で得た知識や記憶は、机の上にバラバラに置かれたルーズリーフのようなものです。新しく習った漢字を思い出そうとしても、そのほかの算数や社会の勉強で得た知識の紙がごちゃごちゃと置いてある机から探し出すのは、時間もかかるし内容も分かりづらくて大変です。だから、聞かれてもすぐに答えられなかったり思い出せなかったりするのです。

親からすれば「習ったばっかりなのになんで忘れてしまうわけ?」という状態になるわけです。

このごちゃごちゃな机を整理整頓してくれるのが「正しい睡眠」です。睡眠の中でもレム睡眠（48ページ参照）の間に机の整理が行われます。バラバラに置かれたルーズリーフを一枚一枚「漢字」「九九」といったファイルに閉じこんで本棚に並べていく作業が行われます。

だから、「正しい睡眠」をとった翌朝は、机の上がまっさら、昨日の知識はすべてきれいにファイル済みの状態になっているのです。ということは、そう、朝こそ最も効率よく勉強ができる時間帯なのです。

まっさらできれいな机の上に、どんどん新しい知識や情報を積んでいきましょう。そして、夜になったらさっさとぐっすり眠ってそれらを書棚にファイルする。これが正しい勉強の方法です。

正しくない睡眠しかとれていないと、この脳の整理整頓がきちんと行われないので、朝になっても机の上はごちゃごちゃなままです。学習した内容が系統的に定着しませんし、新たな知識も入りにくくなります。

心と睡眠について

心が折れて大変！

子どもは天真爛漫、というイメージがあるかもしれません。しかし、実際はそういう子ばかりではありません。大人からみると実に些細に思えることが原因で、簡単に心が折れる子どもが増えているのです。

毎日一緒に下校する友達が、ある日、ちょっと席を外している間に先に帰ってしまったから。毎年リレーに選ばれていたのに、今年の運動会では選ばれなかったから。委員会の活動で先生に「期待してるぞ、頑張れ」と言われたから。これらは、今まで会ってきた子どもたちの長期の不登校になる「きっかけ」です。

この子たちには、「先に帰ったと思われたのかな？」、「よし、毎日ランニングして来年はまた選ばれるように頑張ろう」、「先生の期待ほどには成果を出せないかもしれないけど、できるところまで頑張ろう」、などと考えることがどうしてもできないのです。

その結果、不安やプレッシャーに心が押しつぶされて折れてしまい、学校に行くことができなくなるのです。

実は、こういった心が折れる子どもたちには、「正しい睡眠」がとれていないことで起こる脳の問題が潜んでいます。不安を感じたり、プレッシャーやストレスがかかったときに、それらにうまく対処する脳がきちんと育っていないのです。

次の章で詳しく説明しますが、脳をその働きの違いごとに3つに分け、「からだの脳」「おりこうさん脳」「こころの脳」とよぶことにします。

「からだの脳」は食べる、寝る、呼吸するなど、生きるために最低限必要な機能をつかさどります。

「おりこうさん脳」は言語や学習の機能をつかさどります。思考や感情をコントロールするのは「こころの脳」です。

脳を2階建ての家と考えると、1階が主に5歳までにつくられる「からだの脳」、2階が特に小中学校の学習でつくられる「おりこうさん脳」、そして1階と2階をつなぐ階段は10歳を過ぎてようやく完成に向かう「こころの脳」です。

これらを、順番にバランスよく育てることが正しい脳の育てかたです。ですから、家の土台となり、支えとなる1階の出来不出来が、将来の子どもの心のありかたの一つの決め手となります。

乳幼児期に、「からだの脳」をつくるのに最重要である「正しい睡眠」をとることをおろそかにして、早くから知恵をつけさせるためにたくさん習い事をさせるとします。これは言うなれば2階建ての家を建てるのに2

階から先につくっていくようなことです。２階部分の「おりこうさん脳」ばかり大きく、広く、頑丈につくっても、それを支える1階部分、つまり「からだの脳」が貧弱であれば、家としてのバランスがとても悪く、結果として長持ちしません。

アンバランスな脳で小学校中学校と頑張ってきても、ちょっとしたこと、すなわち震度3くらいの弱い地震でも崩れてしまいかねないのです。

前述の子たちも、「正しい睡眠」をとる生活をつづけたところ、不安やプレッシャーに対処する「こころの脳」が育ち、全員「私は大丈夫」と思えるようになり、また登校できるようになりました。

このように、脳はいつからでも「正しい睡眠」で育て直せますが、できることならば、最初から順番とバランスを崩さない正しい脳育てをして、天真爛漫な笑顔が絶えない子どもに育てたいものです。

第2章
子どもの睡眠の基本を知ろう

睡眠の役割と仕組み

睡眠は何のために必要なの？

睡眠は人間（だけではなくすべての動物）にとって命を守るために必要な生理現象です。なぜ睡眠が必要なのか、睡眠の仕組みから説明したいと思います。

睡眠にはノンレム睡眠とレム睡眠の2種類があります。

正常な睡眠では、入眠態勢に入ってから30分ほどでノンレム睡眠が始まります。ノンレム睡眠は**脳の深い部分が休んでいる状態**です。睡眠の深さは4段階に分けられ、入眠後最初のノンレム睡眠で最も深い眠りのレベル

4になります。

ノンレム睡眠の後に現れるのがレム睡眠です。ノンレム睡眠と違って、目覚めてはいませんが脳活動は覚醒に近く、**起きているときと同じような脳波を示し、活発に活動**しています。夢を見ているのもレム睡眠中であるといわれています。

レム睡眠が終わると再びノンレム睡眠が現れます。ノンレム睡眠は眠りの後半になるにつれ、次第に浅い睡眠に移行し、レベル3や2が多くなります。

ノンレム睡眠とレム睡眠を4～5回繰り返す睡眠時間が「十分な睡眠時間」です。

次に役割について説明します。ノンレム睡眠とレム睡眠の状態のとき、それぞれ脳と体では次のようなことが起こっています。

ノンレム睡眠中

・**脳と体の疲労の回復**が行われています。

・**成長ホルモンが大量に分泌**されています。

成長ホルモンは骨や筋肉をつくり、身長を伸ばします。また、免疫力を高め、怪我や病気に強い体をつくります。さらに、細胞を修復しリニューアルすることで、がんなどの発症を予防したりします。その他に、脂肪細胞を分解して肥満になりにくい体をつくったりもします。

レム睡眠中

・脳が盛んに機能することで**記憶の整理と固定**が行われています。

その日に学んだ知識や経験が整理され、脳に記憶されていきます。また、記憶の取捨選択も行われるので、嫌な経験の記憶は脳の深い場所にしまい込まれ、思い起こしにくくなります。

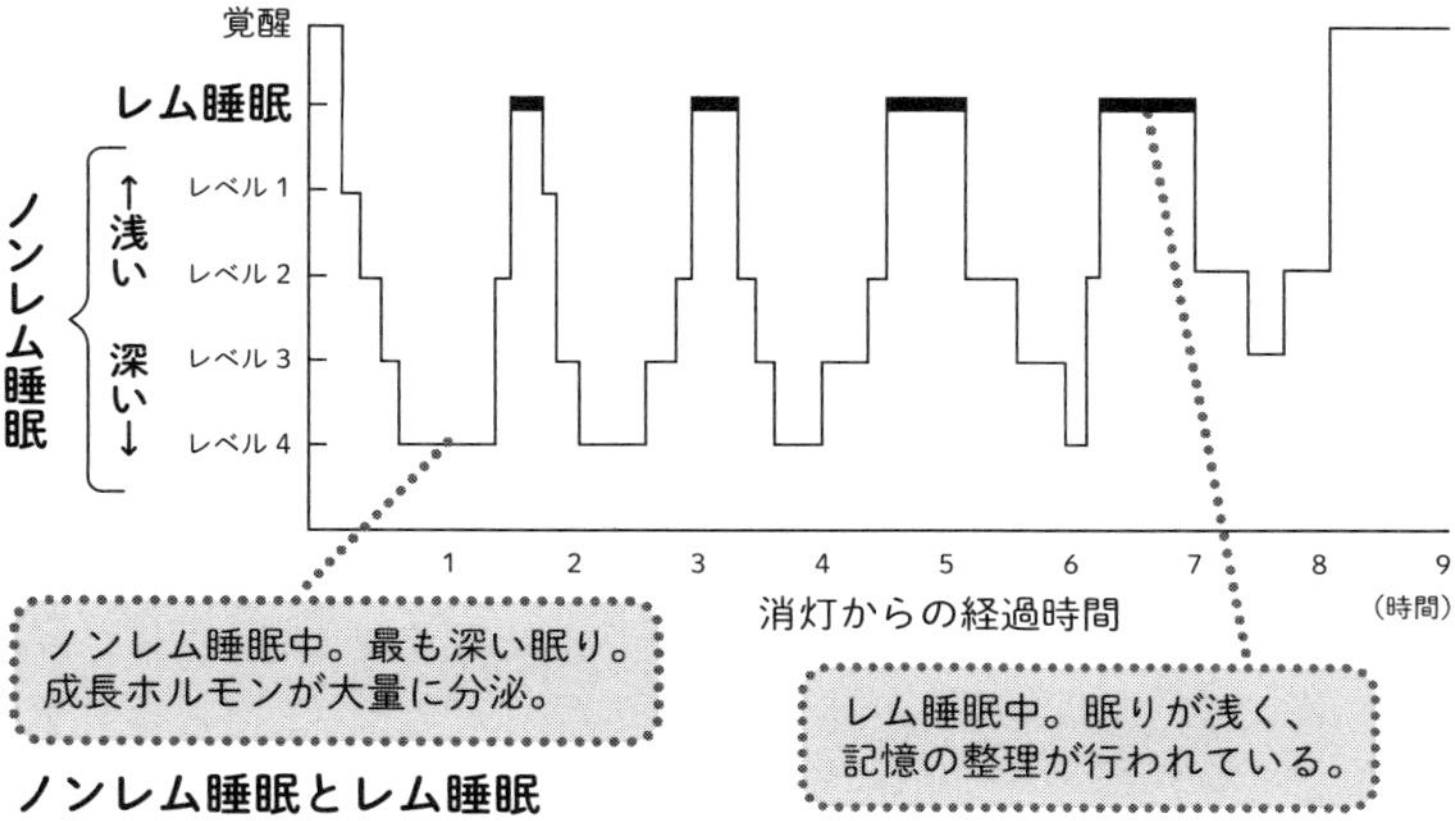

ノンレム睡眠とレム睡眠

睡眠には疲労を回復させる役割があります。**疲労の蓄積は種々の病気の原因となります。**

また、脳の機能、特に危険に対して適切に判断する能力は毎日十分な睡眠をとることで維持されます。定期的に脳と体を休息させていなければ、身に危険が及んだときに反射的な行動も、適切に判断する行動もできないのです。**慢性的な睡眠不足は命に関わる**のです。

このように、**生きていくためには脳と体の休息が必要で、そのためには睡眠が不可欠**なのです。ノンレム睡眠とレム睡眠が繰り返し現れる十分な睡眠で、しっかりと脳と体を休ませましょう！

理想的な睡眠時間

ノンレム睡眠とレム睡眠を4〜5回繰り返す睡眠が「十分な睡眠時間」だと説明しましたが、ノンレム睡眠とレム睡眠を交互に4〜5回繰り返すには、いったいどれくらいの睡眠時間が必要となるのでしょうか?

次頁の表は、世界中で使われている小児科の教科書に掲載されている年齢ごとの理想の睡眠時間です。

成長するにつれて必要な睡眠時間が短くなっていくのがわかります。

小さい頃は、大人と違って、ノンレム睡眠とレム睡眠の交互のリズムが定まっておらず、効率よく繰り返せないため、多めの睡眠時間が必要になります。大人になるとリズムは安定し、**ノンレム睡眠とレム睡眠の周期は90分前後**になります。

小学生の理想の睡眠時間はだいたい10時間です。

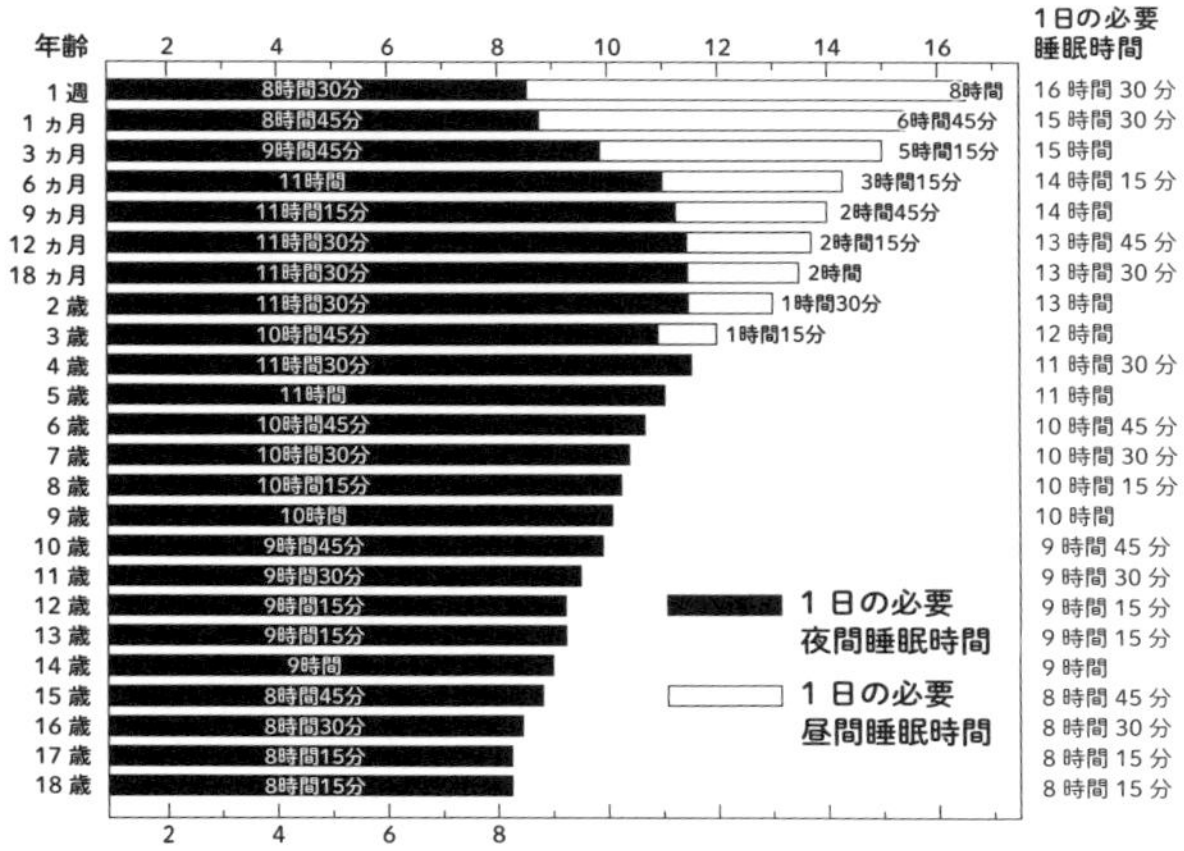

睡眠時間の参考図（Nelson;Textbook of Pediatrics,19th ed,2011より筆者改変）

日本全国の小学生の平日の平均睡眠時間は8時間15分ですので、残念ながら、理想の10時間よりも2時間も短いということになります（日本小児保健協会、「幼児健康度に関する継続的比較研究」、2011）。

各国の成人期の男女の睡眠時間を調査した報告によれば、日本の大人の平均睡眠時間は男性が6時間12分、女性は6時間5分という結果が出ています。上図Nelsonの教科書によれば、**18歳で必要な睡眠時間は8時間15分**ですので、子どもも大人も同様に、実際の睡眠時間は理想に比べ約2時間少ないということになります。

睡眠が子どもの脳を育てる

脳はどのように育っていくの？

睡眠の役割には、**脳と体に休息を与える、成長ホルモンの分泌を促す、記憶の整理と固定をする**、ということがあることはお話しました。

睡眠が誰にとっても大切なことであることはわかっていただけたと思いますが、特に子どもの発育にとって睡眠が大切であることを知っていただくために、脳がどのようにして育っていくかを説明していきます。

脳は生まれてから約18年をかけて、順次機能が獲得されて高度に発達していきます。**発達する順番は必ず決まっています**。その順番に沿って脳を

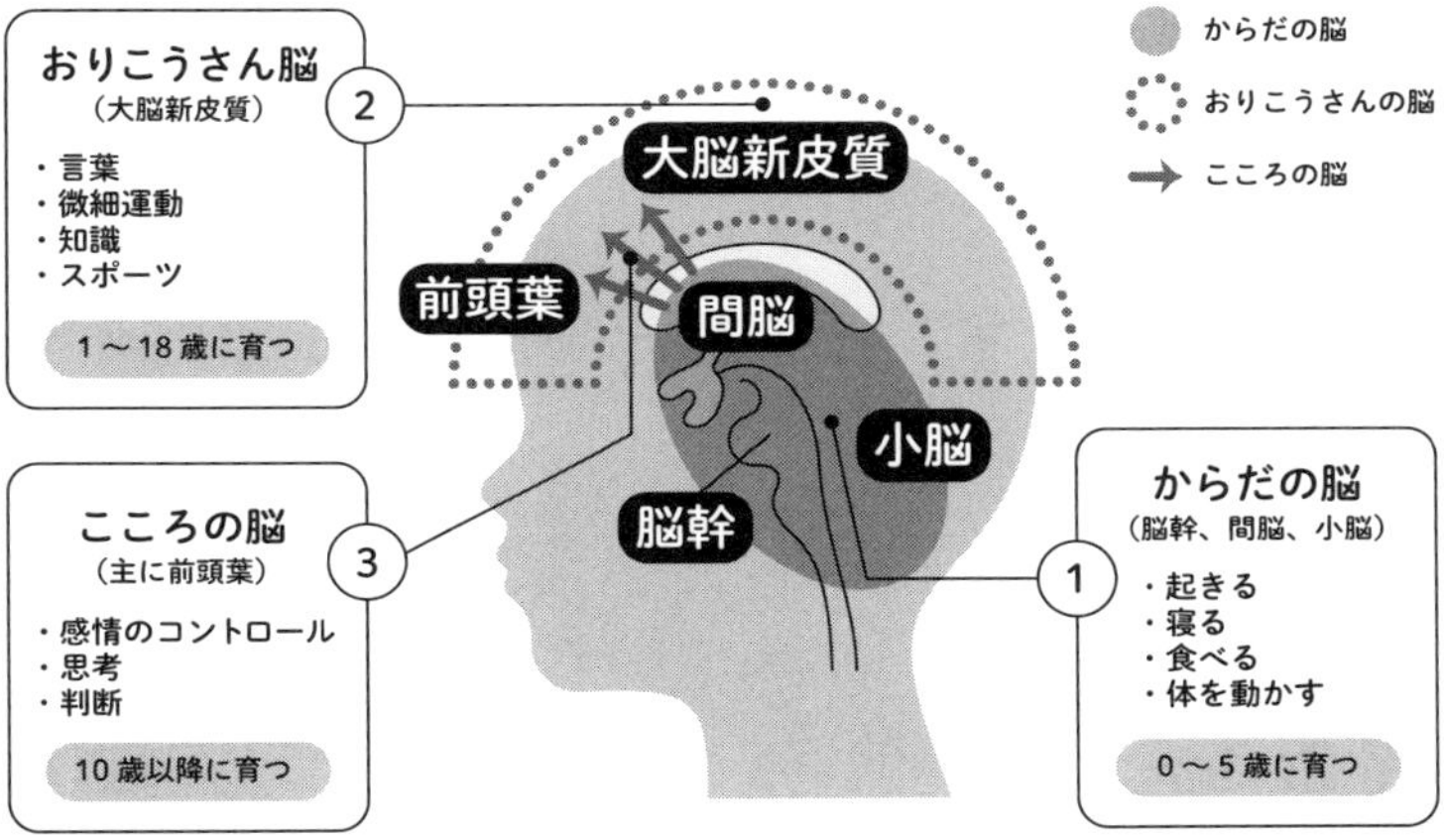

3つの部分に分け、「からだの脳」「おりこうさん脳」「こころの脳」とよぶことにします。それぞれの場所、仕事内容、育ち方については次の通りです。

からだの脳

「からだの脳」は、脳幹や間脳、小脳など、脳の芯にあたる部分です。**生きていくために最低限必要な機能をつかさどっています。**具体的には次のようなことです。

◉起きる・寝る

人の生体リズムをコントロールする体内時

計は「からだの脳」にあります。この体内時計にあわせ、自律神経が正常に働くと、寝ている間に低下した体温が、起きる時間になると上昇し、目覚めやすくなります。

また、暗くなると「からだの脳」にある松果体《しょうかたい》というところから、メラトニンという眠気を誘うホルモンが分泌されます。これが増えると人は眠くなります。

このように「からだの脳」が働くことによって、昼間に活動し夜間は休む昼行性の動物として生きていけるようになるのです。

◉食べる

胃の中がからっぽであることを察知すると、「からだの脳」にある視床下部が「食べろ!」という指令を出します。これにより食欲がわき、食べる行為につながり、私たちは生きていけるようになります。

◉体を動かす

「からだの脳」の働きにより、赤ちゃんは首がすわるようになり、その後は、寝返り、おすわり、はいはい、つかまり立ちを経て、歩き、走り回れるようになります。自分で動けることは、身の安全を守ることにつながります。

◉感情をつくる

「からだの脳」にある扁桃体《へんとうたい》で、目の前で起きた出来事が、自分にとって快か不快かを感じとります。危険な状況だと感じられれば、「逃げる」などの危険を避ける行動に移れます。「からだの脳」が働くことで身の安全を守り、生きていくことができるのです。

「からだの脳」は、0～5歳くらいに盛んに育ちます。

おりこうさん脳

「おりこうさん脳」とは大脳新皮質のことです。「からだの脳」を覆うしわしわの脳です。

この脳では、**言葉を獲得する、細かい体の動きを発達させる、知識をため込むという仕事をしています。**勉強やスポーツの能力に関係してきます。

◉言葉を獲得する

1歳頃に「マンマ」など言葉らしきものを話しだし、それがだんだんと意味を持つ単語となり、2歳頃には「ママ、抱っこ」などの二語文、3歳頃には助詞を使った簡単な会話をするようになり、言葉で表現する力を獲得していきます。

◉手指の微細運動を発達させる

歩く走るなどの大きな動きは「からだの脳」の仕事ですが、「おりこうさん脳」は楽器を弾いたり、物をつくったり、狙ったところにボールを投げたり蹴ったりするときに必要となる、体の細かい動きを担います。

◉知識をため込む

学んだ知識や情報をため込んで、必要なときに思い出します。必ずしも勉強だけでなく、「人の物を盗ってはいけない」など、社会のルールについての知識も蓄えられます。

「おりこうさん脳」は、「からだの脳」から少し遅れて、1〜18歳くらいまでかけて発達します。

こころの脳

図では「からだの脳」から伸びて、「おりこうさん脳」の中にある前頭葉という場所につながる線であらわされている神経のつながり、神経回路の部分です。

「からだの脳」で起こった原始的な喜怒哀楽や衝動などが神経回路で前頭葉に繋がります。そこでそれまでにつくり上げられた「おりこうさん脳」に蓄えられた**知識、情報をもとに、与えられた課題を適切に思考・判断する機能をつかさどっている**のが「こころの脳」です。

何種類かの神経回路が「こころの脳」の役割を担っていますが、本書では特に重要な役目を持つセロトニン神経回路の働きについて説明します。

◉感情を安定させる

「からだの脳」には感情に関わる扁桃体があると紹介しました。０～５歳の頃はこの扁桃体で生じた感情に正直に生きています。嫌だなと感じたら嫌がり、食べたいと感じたら食べようとする。

ところが、このセロトニン神経回路が、「おりこうさん脳」の前頭葉につながると、その感情にブレーキをかけられるようになります。

セロトニンはセロトニン神経回路から分泌される、脳を落ち着かせてくれる物質です。最も高度な情報処理をする前頭葉をセロトニンで落ち着かせられるので、論理的思考力が飛躍的に伸びていきます。

例えば「家族と離れて遠くに行くなんて怖い！」と「からだの脳」の扁桃体で感じても、それをそのまま言動に移すことがなくなります。

感情はいったん「おりこうさん脳」の前頭葉につながり、セロトニンが分泌されて気持ちが落ち着きます。その上で、「おりこうさん脳」に蓄積された情報をもとに思考され、「確かに家族はいないけど、信頼できる大人の先生がいる。学校の友達もいる。不安だけど、そこまで強い不安じゃないのでは？」と、「からだの脳」で湧き上がった不安を小さくすることができるのです。

また、「自分はこれをしたい！　こうじゃなきゃ嫌だ！」という感情をもっていても、それを嫌がる相手がいた場合、自分の感情にブレーキをかけ、相手と自分の意見の折衷案を見つけようとしたり、相手が納得できる意見を一生懸命探そうとするため、**対人関係にもいかされるのです。**

◉論理的思考力をアップさせる

セロトニン神経は認知や記憶にも関わる神経です。

「おりこうさん脳」が発達するにつれ、たくさんの知識や情報がため込まれて増えていきますが、最終的にそれらは、前頭葉で整理整頓・統合されます。すると、思考の過程で、バラバラな情報が無秩序に散らばらず、「○○だから△△で、だから□□になるわけだ」と**論理的に考えることが**

できるようになります。

「こころの脳」は、「おりこうさん脳」に知識や経験、記憶が十分蓄積されてから、最終的にそれらを前頭葉で統合していくことで発達します。

ですから、どんなに早くても9歳以前にはきちんと働き始めることはありませんし、「おりこうさん脳」がうまく発達しなければ「こころの脳」もうまく発達しません。

また、そもそもセロトニン神経系は「からだの脳」にその根幹（核とよばれます）がありますので、「からだの脳」がきちんと発達していなければ、脳が育つ最終段階である「こころの脳」の十分な発達は期待できません。

つまり、「こころの脳」は「からだの脳」と「おりこうさん脳」がしっかりと育ってから、10歳以降に初めて育つ脳なのです。

正しい脳の育て方

それでは次に、３つの脳の育て方を紹介します。

脳は外部からの「刺激」によって育ちます。脳育てに大切なのは適切な時期に適切な刺激を与えること、そしてその方法です。３つの脳は**「からだの脳」→「おりこうさん脳」→「こころの脳」の順番に育てることが大切です。**

「からだの脳」の育て方

「からだの脳」を育てるのに必要な刺激は、五感から入ります。

いろいろな味（味覚）、触り心地（触覚）、匂い（嗅覚）、光景（視覚）、音・声（聴覚）を繰り返し刺激として与えましょう。

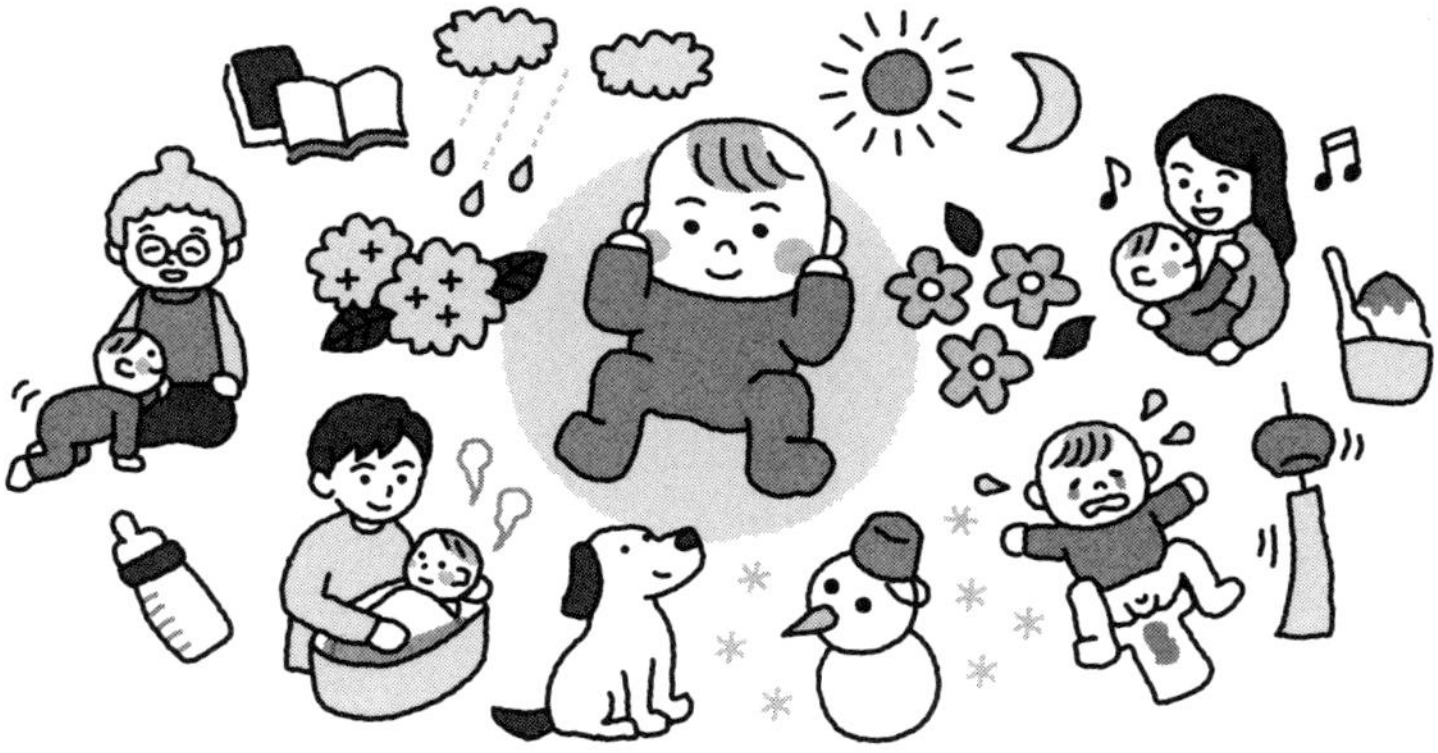

大人に抱かれた心地よさや、大人の笑顔や心地よい声も大事な刺激ですが、最も重要なのは、朝は明るい、夜は暗い、という地球の自転に伴う太陽の光刺激、視覚の刺激です。これが命をつなぐ睡眠―覚醒のリズムをつくるのです。毎日の生活の中で規則正しく刺激されることで、「からだの脳」にある体内時計が正常に動きだし、成長ホルモンやセロトニンなど、体内環境を整える重要な物質がタイミングよく分泌されるようになります。

最も大切な脳の土台をつくる刺激ですので、「からだの脳」が盛んに育つ0～5歳の時期に**大人は意識して五感からの刺激を与えましょう。**

「おりこうさん脳」の育て方

学習という刺激を与えることで知識、経験、記憶をどんどん増やしていくことが大切です。学習といっても、勉強だけではありません。遊びの中の体験や、友達同士や大人との語らいの中でも学習は生まれます。

日中学習して、夜はしっかり寝ることで、学んだことが脳に定着します。いっぱい遊んで、喋って、いっぱい考え、ぐっすり眠ることで「おりこうさん脳」は育ちます。

この時期に**脳のバランスが崩れないように、睡眠―覚醒のリズムづくりを生活の中心に据える**努力を大人が心がけることが重要です。

「こころの脳」の育て方

10歳以降に、セロトニン神経回路が前頭葉とつながり、「こころの脳」として働きだします。「からだの脳」にその核を持つセロトニン神経がもっとも発達する時期は0～5歳頃です。

まずは「からだの脳」、次に、知識や経験、記憶を蓄積する「おりこうさん脳」と順番にしっかり発達させることで、最後に育てる「こころの脳」が完成します。それでは、セロトニン神経をしっかり発達させるにはどうすればよいのでしょうか？　その方法を紹介します。

●朝日を浴びる

セロトニンの分泌のピークである朝5～7時に太陽の光を浴びて、視覚から刺激を与える生活をしましょう。

発達中の子どもの脳では、体内時計

の機能を強化させるためにも朝日を浴びることが重要です。

●バランスのとれた食事をとる

セロトニンはタンパク質からつくられます。タンパク質の他にも、神経細胞のエネルギー補給には炭水化物が必要ですし、セロトニンの脳内での生成にはビタミンやミネラルも必要ですから、**栄養バランスを考えた食事は脳の発達のために重要**です。

毎食完璧な食事を目指すとかえってストレスがたまることもあるので、おおよそ1週間のスパンで、栄養バランスを考えていくとよいでしょう。

●体を動かす

セロトニンが多く分泌される朝の時間に、**リズム運動をするとさらにセロトニンの分泌が高まる**ことが知られています。

散歩やダンスなどの他に、物を食べるときの「咀嚼《そしゃく》」もリズム運動です。朝ごはんを食べる行為自体も十分有効なのです。

●十分な睡眠をとる

セロトニン神経は**ノンレム睡眠のときに活性化しています**。朝にピークがあるセロトニン分泌ですが、睡眠中、ノンレム睡眠の間にも少量分泌されることが知られています。朝と睡眠時のセロトニン分泌をしっかりさせることでより一層、子どもの脳の発達が促されます。

●不安がない生活を送る

不安を安心に変え、論理思考をつかさどるのがセロトニン神経です。不安が多すぎる生活をしていると、セロトニンはたくさん分泌され消費されます。すると、次に起こる心配事に対処できなくなり、不安はどんどん増大します。これが、脳のバランスを崩します。

なるべく**不安が少ない環境で生活させること**を心がけましょう。

なぜ、子どもにとって睡眠が大切なの？

脳が成長中の子どもにとって、特に睡眠が大切である理由をわかっていただけたと思います。改めて整理してまとめてみます。

子どもにとって睡眠は一生涯の「昼行性」の脳をつくるのに大切

毎朝ぐずるのも、毎晩寝ないのも、「からだの脳」が育っていないから、という可能性があります。

私たちは昼間に活動する昼行性の動物です。「からだの脳」を育てる5歳までの時期に「朝明るい」「夜暗い」という刺激をしっかり与え、体内時計を整えて、一生昼行性を保つ脳をつくってあげましょう。

子どもにとって睡眠は一生涯の「体内恒常性」をつくるのに大切

食欲がないのも、便秘なのも、ケガや病気が多いのも、「からだの脳」が育ってないから、という可能性があります。

「からだの脳」にある自律神経は消化や体温調整、血圧維持を行い、体をよい状態に保ちます。また、成長ホルモンは骨や筋肉をつくり、身長を伸ばし、免疫力を高めます。これら自律神経や成長ホルモンは、正しい睡眠をとることでよく育ちます。

脳育ての土台となる「からだの脳」づくりを意識した睡眠で、体内を常によい状態に保つため自動的にメンテナンスできる（これを体内恒常性と言います）一生役に立つ脳をつくってあげましょう。

子どもにとって睡眠は一生涯の「学習能力」をつくるのに大切

勉強ができないのは、「おりこうさん脳」が育っていないから、という可能性があります。

日中に学んだ知識や情報や経験は、しっかり眠ることで記憶として定着します。記憶が定着するからこそ、新たな知識や情報、経験を積み上げて学んでいけるのです。

「おりこうさん脳」がよく育つ、正しい睡眠の習慣をしっかりつくることで、一生学習に困らない、やる気になればいつでも学習できる脳をつくってあげましょう。

子どもにとって睡眠は一生涯の「よい心」をつくるのに大切

すぐにキレたり、心が折れたりするのは、「こころの脳」が育ってないから、という可能性があります。

論理的思考力や感情の安定を担う「こころの脳」の役目を果たすセロトニン神経は、正しい睡眠でよりよく育ちます。

5歳までに「からだの脳」を、9歳までに「おりこうさん脳」をきちんとつくると、10歳頃から、前頭葉を使ってしっかり思考することができるようになります。順番を間違えずに、正しい睡眠をとらせ続け、一生心が安定して、しっかり考えて行動できる脳をつくってあげましょう。

脳には可塑性《かそせい》（いつからでも、何歳からでも神経回路はつくり直せる、ということ）があり、特に「からだの脳」は、思い立ったときから何歳からでもつくり直しが可能です。5歳を過ぎてしまっても、大丈夫です。まずは本当に正しい睡眠をとらせることから始めてみましょう。

正しい睡眠を意識した子育てを行うと、子どもは、体調が万全で、学習能力もあり、感情の制御もできて、衝動性が低く、論理的思考ができて、対人関係でも相手のことを考えて振る舞える、そんな成人になる確率が高くなります。もちろん、早寝早起きも自律的にできるようになり、成長して一人で社会に出ていくことに不安を感じなくなります。

このような「自立」して「自律」できる子どもが育てば、親は子育てを「楽」に感じ、「楽しく」感じます。つまり、**正しい睡眠は、親と子どもの一生涯を幸せにする**、と言えるわけです。

だからこそ、今、**全力で、大人が子どもの睡眠を整えていきましょう。**

第3章
ケース別
睡眠の整え方

ここからは、私たちがこれまで経験した事例をもとに作成した、架空の家庭での問題とその解決方法を具体的に紹介します。

いずれの家庭でも、睡眠習慣を中心とした生活の改善を家族全員が協力して行うことで、見事に問題を解決できています。ぜひ、皆さんの家庭でも応用できる部分を見つけて実践していただければと思います。

睡眠習慣の改善を目指すときには、「朝起きること」から始めることが基本です。夜遅くまで起きている習慣がついている子どもにいきなり早寝をさせようとしても、親子ともどもストレスがたまるだけです。まずは、朝日をしっかり浴びながら早起きをする。体を動かして、朝ごはんを食べる。これを1週間頑張りましょう。

その際に大事なのは、「昼寝を長引かせない」「夕寝をしない」です。そうすれば、必ず夜は眠くなる脳ができます。

乳幼児期の睡眠

ケース①

パパと遊んでなかなか寝ない

長男（1歳6カ月）Aくんの場合

家族構成

父（34歳）、母（32歳）、長男（1歳6カ月）

子どもの睡眠サイクルは生まれて5年でしっかり確立します。この時期は「からだの脳」を育てることを意識した生活をしましょう。目標は5歳で夜間10〜11時間の良質の睡眠がとれる脳を育てることです。

相談者

お母さん

まだ断乳ができていなくて、子どもが夜中に2〜3回起きてしまうので、そのたびに授乳しています。夜は寝かしつけようとしているとパパが帰ってきてしまい、楽しく遊んでしまってなかなか寝つきません。

遅い時間に寝るため、朝は起きてくれません。食欲もないためごはんは食べず、どうしてもおっぱいに頼り食事は昼からになってしまいます。

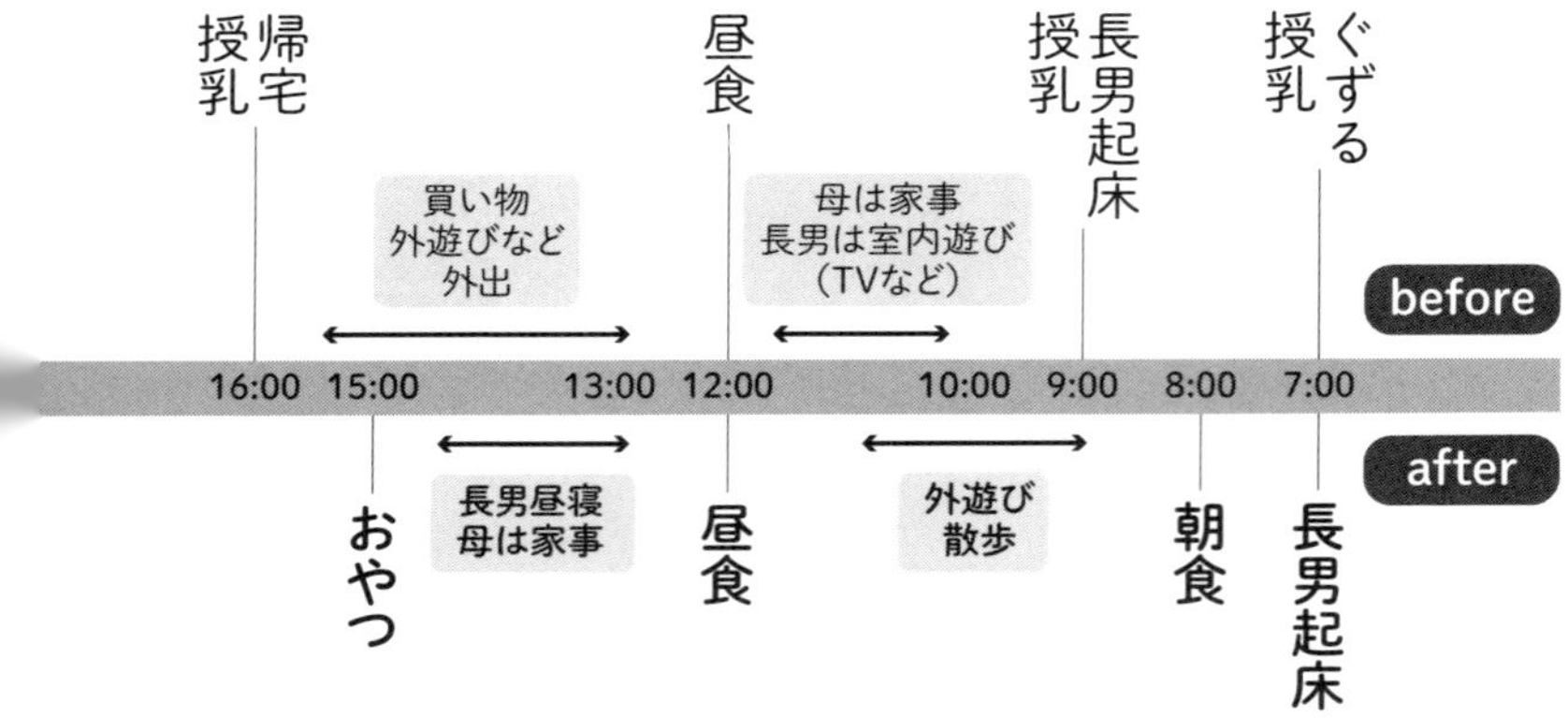

アドバイス

先生

1歳半になっているので、卒乳しましょう。きちんとごはんを食べて満腹していないと、眠りは浅くなり夜中にぐずる回数が多くなります。

まずは朝7時に起こし、すぐ授乳はせずに、朝ごはんを食べさせることから頑張りましょう。

最初は早く寝かせようとしなくてOKです。ただし昼間は眠くなります。その場合、午後3時までに2時間以内の昼寝をさせるのは問題ありません。夜中はぐずっても授乳はせず麦茶や白湯などを与えてください。

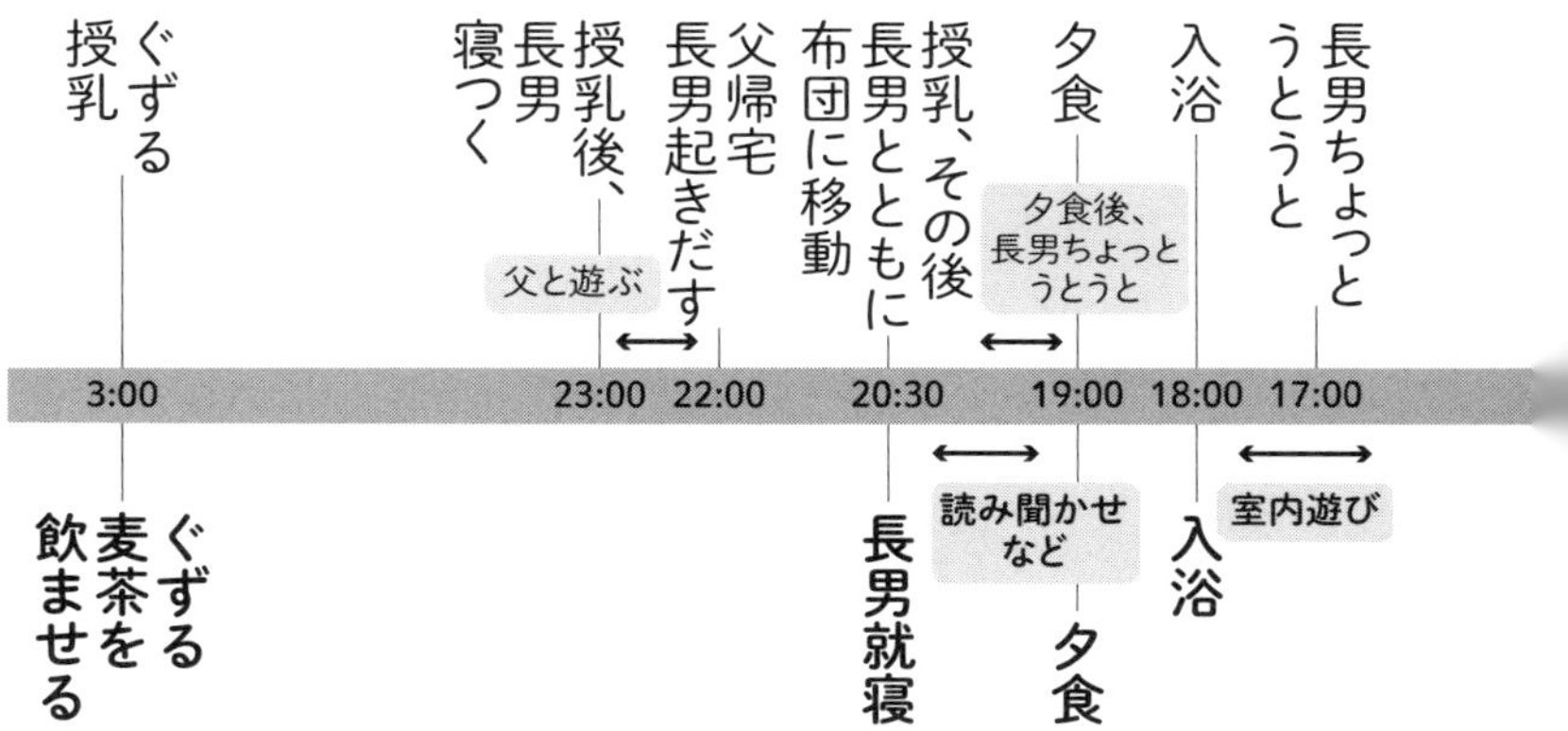

改善後

最初の2～3日は朝起こしたときにとても不機嫌でおっぱいを欲しがったようですが、楽しい音楽をかけ、朝から子どもの大好きなオムレツを用意すると、4日後から、朝食を食べるようになったそうです。

昼寝を毎日決まった時間にとるようにしたら、夕方のうとうともなくなり、夜8時半にはさくっと寝てくれるようになりました。

子どもはお父さんが帰宅しても全く目を覚まさなくなり、すっかり卒乳もし、3食と牛乳、おやつをもりもり食べているそうです。

まとめ

- 1歳を過ぎたら卒乳を目指しましょう。
- 「夜寝かしつける」からではなく、「朝きちんと起こす」から頑張りましょう。
- できるだけ、午前中に外遊びや散歩など、太陽の光を浴びる生活を目指しましょう。

ケース②

毎朝ぐずって不機嫌

長女（4歳2カ月）Bちゃんの場合

家族構成

父（31歳）、母（31歳）、
長女（4歳2カ月）

相談者

お母さん

夫婦共働きで、朝は7時半に家を出て娘を保育園にあずけ仕事に出かける毎日です。

娘を朝6時半から起こし始めるのですが、なかなか起きてくれません。7時を過ぎた頃、ようやく布団から出てきますが、とても機嫌が悪く、着替えを拒んだり、髪の毛を触らせなかったりします。そんな娘と毎日格闘しています。

朝食も食べさせなければならないことはわかっているのですが、とても時間がないのと、娘の食欲が全くないので、ビスケット1枚とかになってしまうこともあります。

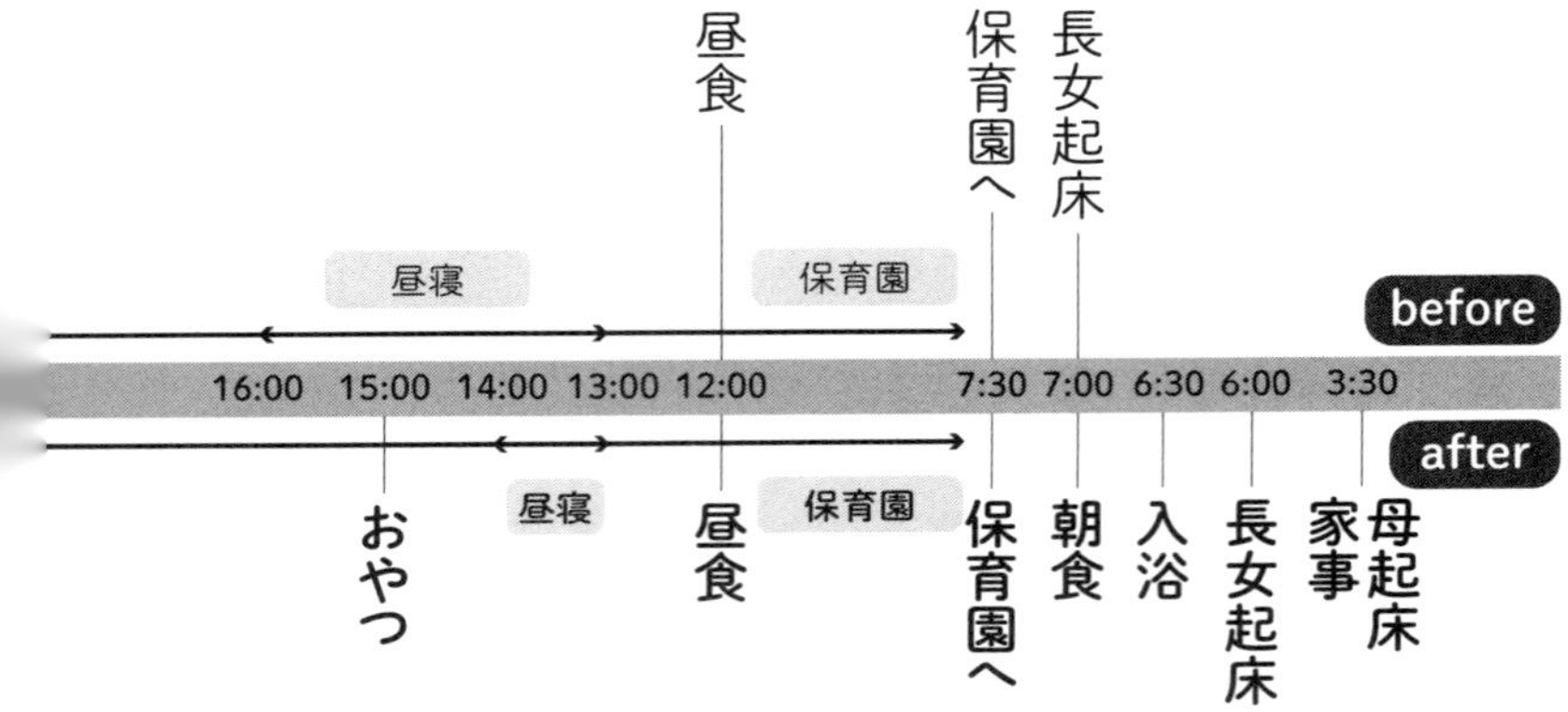

アドバイス

先生

4歳の子どもの脳の発達に必要な正しい睡眠時間は約11時間です。そこまでは無理だとしても、一晩に10時間の連続した夜間睡眠は目指したいところです。

まずは、朝6時に「何がなんでも起こす」ことを目指してください。子どもの大好きな音楽をかける、ビデオを見せる、もしくは朝風呂に入れるのも効果的です。

保育園には午後3時台には起こすように昼寝を短縮してもらい、帰宅後はさっと夕食を済ませてすぐに寝つけるようにしましょう。

改善後

思い切ってお母さんは、朝6時に娘と一緒にお

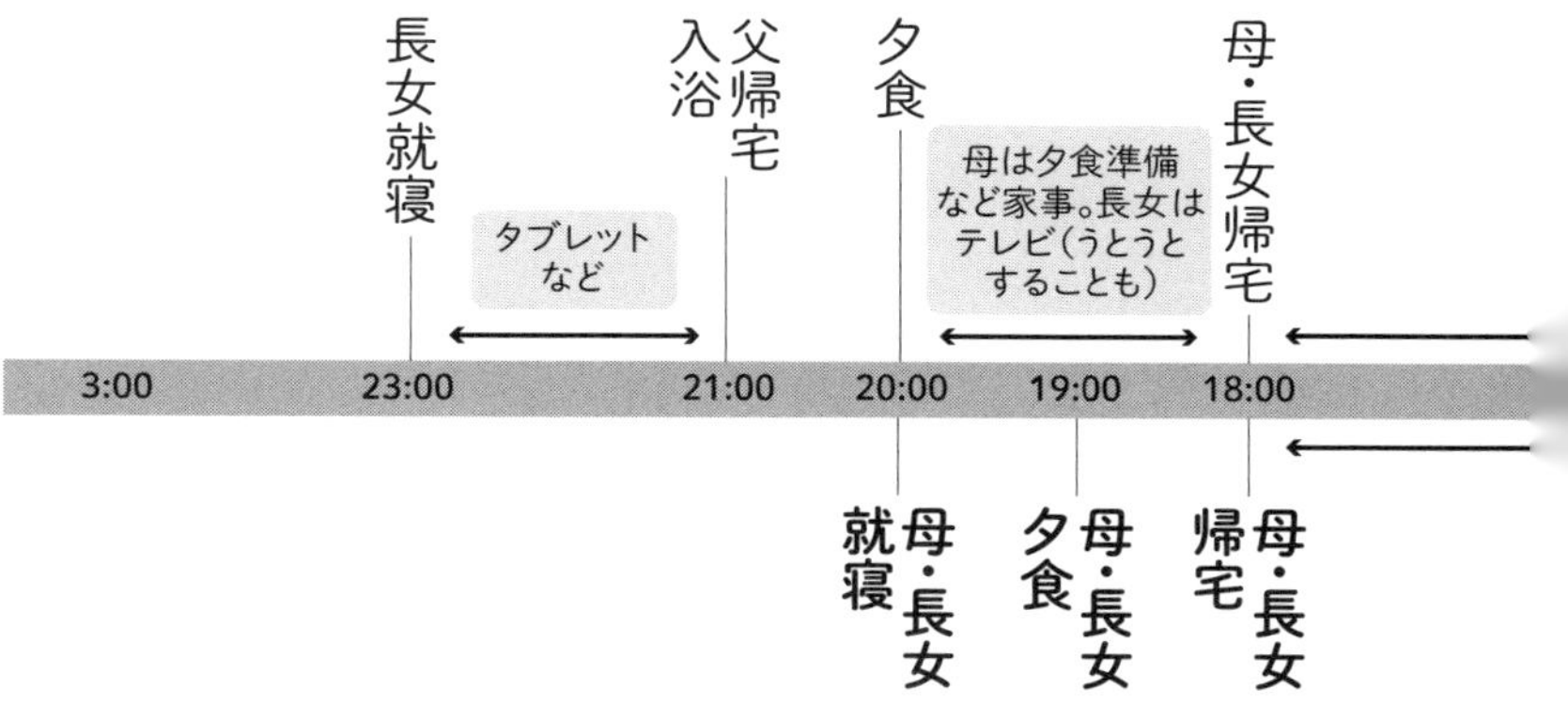

風呂に入ることにしました。子どもはぐずっていても、お風呂に入って遊べばご機嫌になります。数日続けると、朝から「お腹すいた！」と言うようになったそうです。

1週間を過ぎると保育園での昼寝は1時間程度になり、おやつもしっかり食べられるようになりました。夕食はつくり置きのおかずやスープなどでさっと済ませ、お父さんの帰宅を待たずに、母子で寝るようにしました。

その代り、お母さんは3時半頃に起きて、たまった家事を片づけることにしました。朝、誰にも邪魔されずに仕事をするとすいすい片づいて、母親にも余裕ができました。お父さんも早起きをするようになって、親子の触れ合いは朝たっぷりできています。

まとめ

・朝風呂に入ると、自律神経が活発に働き、目覚めがとてもよくなり、食欲もわいてきます。

・昼寝は午後3時までに終わるようにしましょう。3歳までは2時間以内、4歳以降は原則昼寝は必要ありません。もしする場合は1時間程度にしましょう。

・夜はとにかく「8時までに寝る」を目標にしましょう。でも、親子とも頑張りすぎには注意してください。

学童期の睡眠（小学校低学年）

学校や習い事でつい生活リズムが乱れがちな時期です。乳幼児期に引き続き「からだの脳」を育てることを意識した生活をしましょう。目標は小学生で夜間9～10時間の良質の睡眠がとれる生活です。

ケース③

幼稚園からのリズム切り替えが困難

長男（6歳）Cくんの場合

家族構成

父（39歳）、母（37歳）、長男（6歳）

相談者　**お母さん**

幼稚園の登園は10時まででOKだったので、朝は8時頃まで寝かせていました。夕食はパパの帰宅に合わせて夜の8時半から食べ始め、その後お風呂に入ってパパと遊んでから、だいたい夜10時半頃の就寝でした。

小学生になり、7時半に家を出るため、毎朝6時に起こしています。しかし息子は全く起きられず、ぐずって大変です。7時15分頃やっとの思いで着替えさせ、ビスケット1枚ほど無理やり食べさせて送りだす毎日です。教科書や給食袋の用意も全部親がやっています。

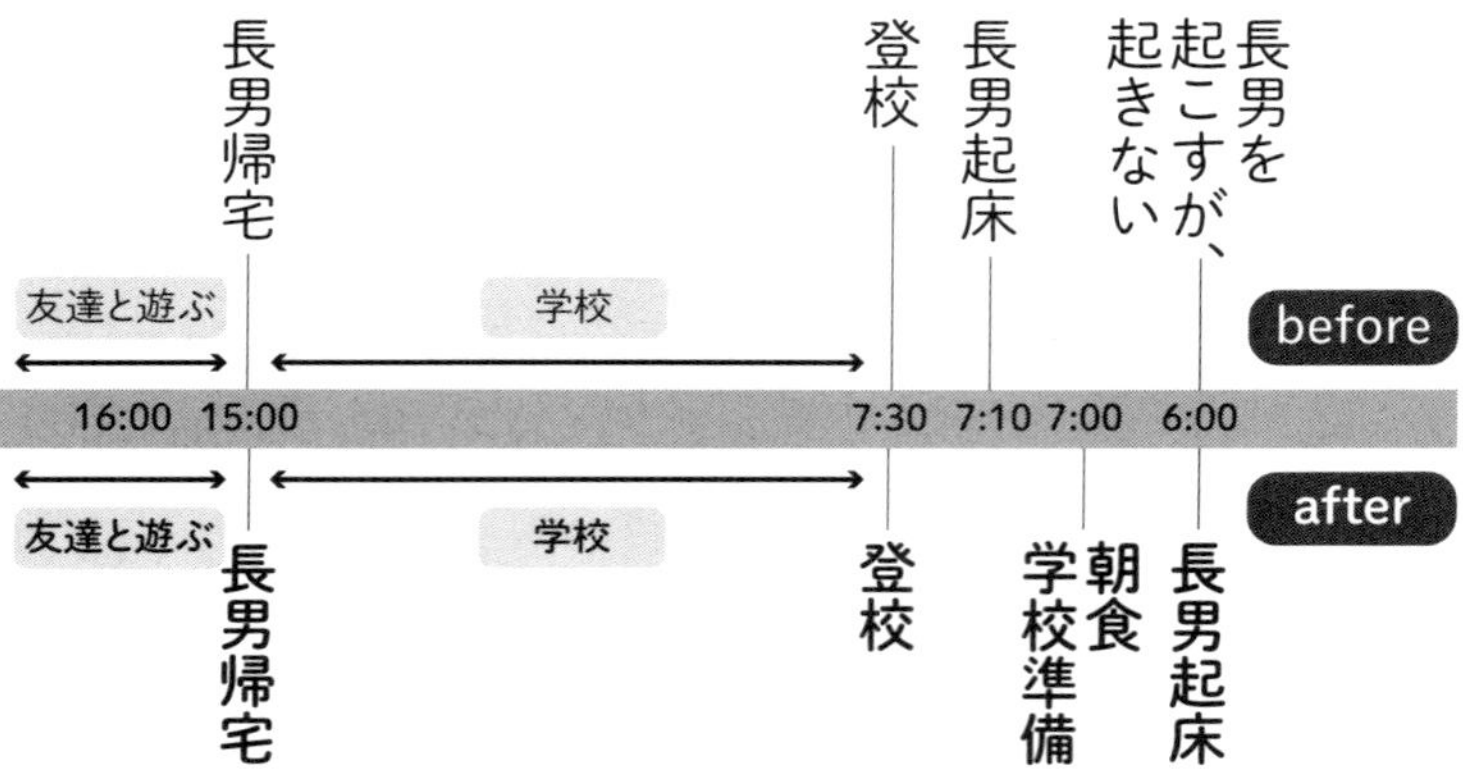

アドバイス 先生

まずは週末に早起きリズムをつくりましょう。テレビを見るでも、お父さんと虫取りでもいいです。子どもが「楽しい！」と思えることを早朝に持ってきます。家族で早起きして、朝からいっぱい遊びましょう。

眠くなったら30分～1時間程度の昼寝はOKですが、午後3時より後にはかからないようにしましょう。いっぱい遊んだら、夕方頃には自然に眠くなると思います。それを見越して夕食やお風呂は軽め、早めに済ませて「いつでも寝つける状態」にしておくのがポイントです。

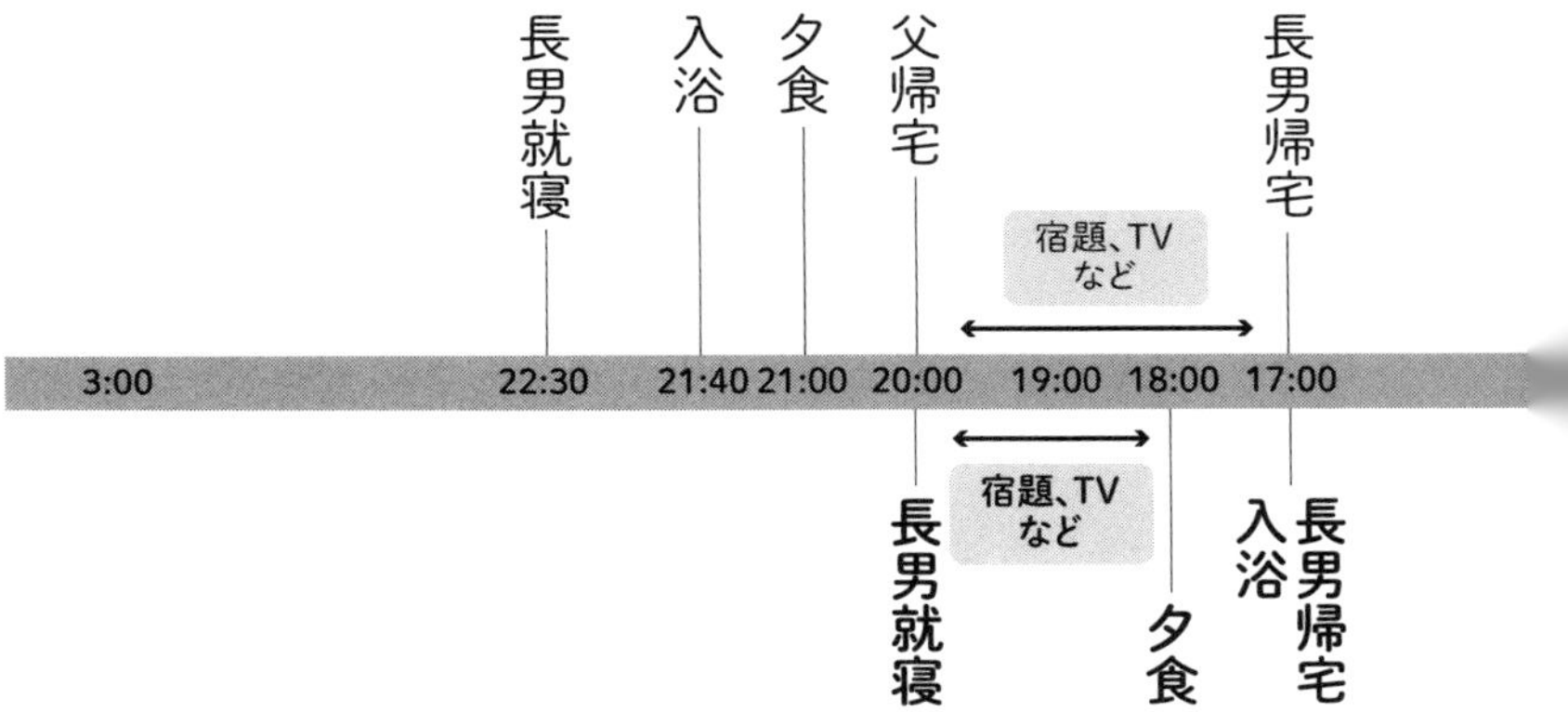

改善後

初夏になり、家族全員で週末早起き生活を実行しました。5時頃に起きて、お父さんとお子さんはキャッチボール。そのあと子どもが大好きな戦隊もののテレビを見ている間に、夫婦仲良く食事の準備。朝食をほとんど食べなかった子どもが、「お腹すいた！」とパクパク食べたそうです。

朝食後は開園直後の空いている間に動物園に行くなど、午前中に楽しい活動を詰め込んで、午後はさっさとお風呂を済ませて家の中でまったりして過ごしました。1カ月ほど続けると、自然に午後8時に就寝できるように。すると、平日も朝6時に起きることが苦痛ではなくなり、登校までに余裕ができたそうです。

まとめ

・小学生の生活リズム直しは、週末や長い休みを利用して始めましょう。

・外出を含め楽しいことを、できるだけ午前中にまとめます。午後からは家でゆっくりし、早めに寝る支度をしましょう。

・子どもだけではなく、家族全員、週末も寝だめをしないで早起きを心がけ、よい睡眠習慣を確立しましょう。

ケース④

朝、具合が悪くて学校に行けない

長女（8歳）Dちゃんの場合

家族構成

父（41歳）、母（41歳）、長女（8歳）、次女（6歳）

相談者 **お母さん**

毎朝、長女の寝起きが悪いのもさることながら、体調が悪くて困っています。やっと起こしても、「頭が痛い」とか「吐き気がする」などと訴えてきて、リビングのソファでゴロゴロしてばかりです。食欲も全くなく、下手をすると水を飲ませても吐いてしまいます。

それでも登校班に間に合わせなければと必死で声掛けしたり、叱咤したりするのですが、3日に1回くらいは始業時間に間に合わず、車で学校まで送ります。学校から帰ってきたときにはすっかり元気になっていて、家でゲームをしたり妹と遊んだりして夜はいつまでも起きています。

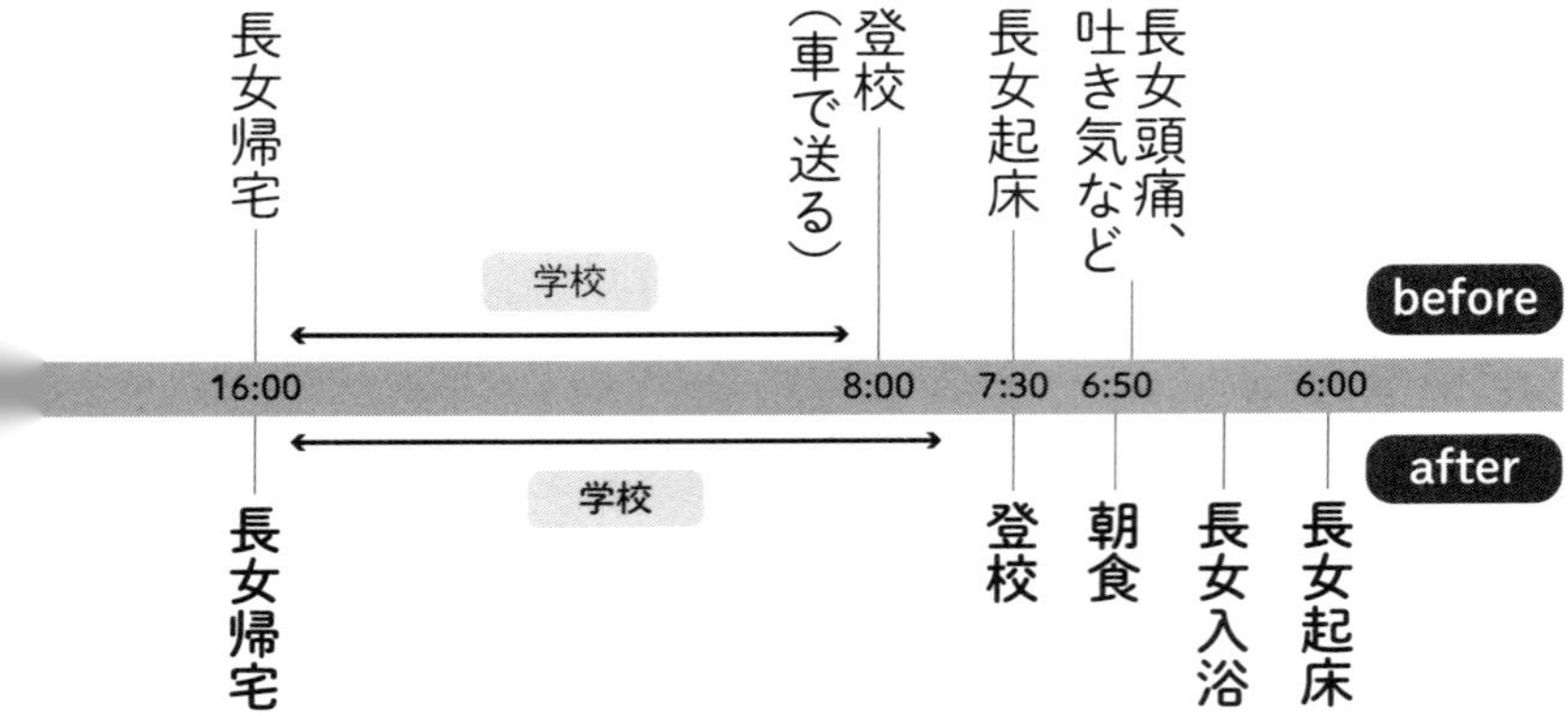

アドバイス 先生

生活リズムの乱れが習慣化して、「からだの脳」にある自律神経がうまく働かない状態です。朝、急に起き上がると血圧を上げることができないので、立ち眩みや頭痛、吐き気が起こります。まずは朝、部屋のカーテンを開けるなどして光をたくさん浴びさせながら、少しずつ頭の角度を上げて血圧が下がりすぎないようにしましょう（15分で15度ずつ上げるなど）。

夜は入浴時間を早め、テレビやゲームは眠る1時間前からやめて、できるだけ部屋を暗くし、静かにします。リラックスできる音楽を聴いたり本を読んだり、おしゃべりなどをして過ごしましょう。寝る前に砂糖を少し入れた温かいミルクを飲むのもおすすめです。

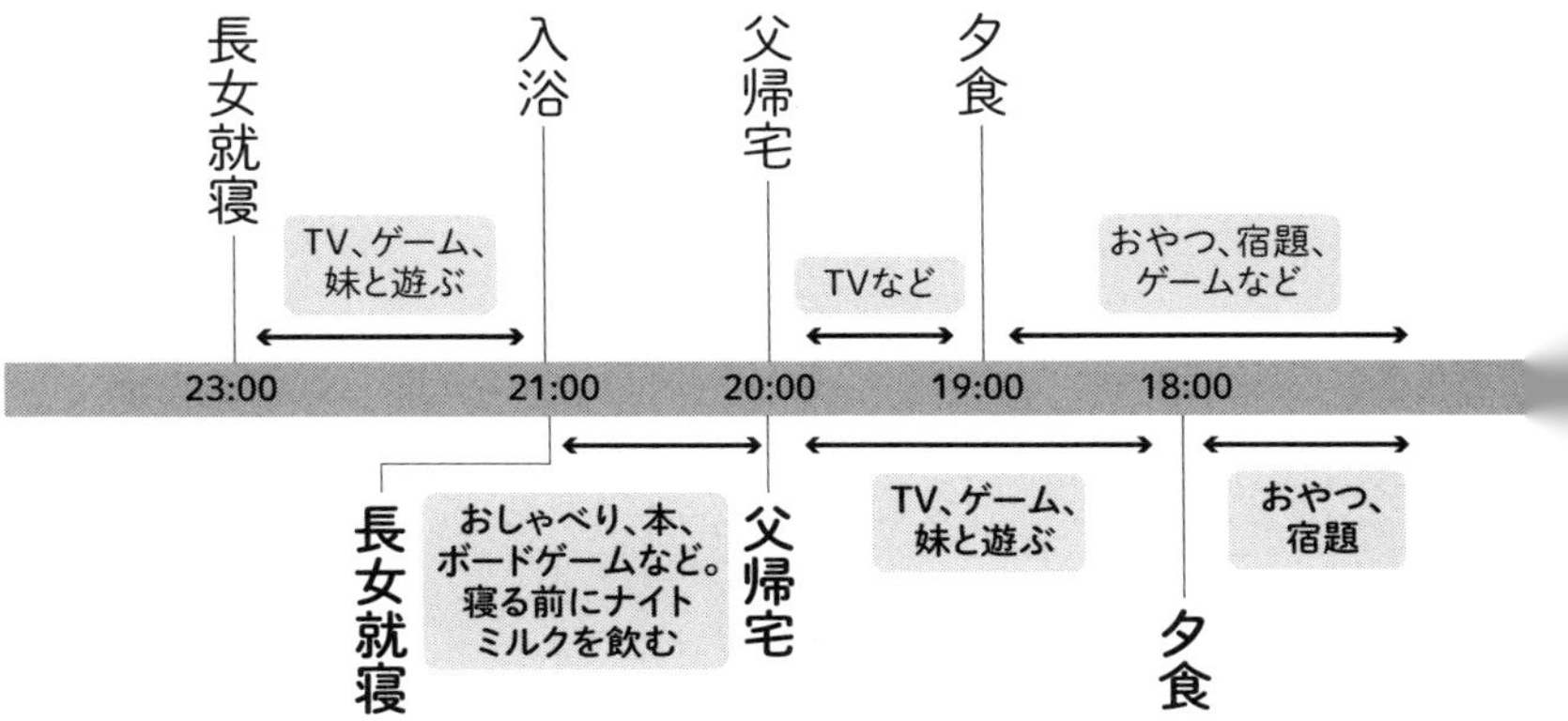

改善後

朝せかさず、少しずつ頭の角度を上げることで、頭痛が起こる回数が減ったそうです。また、夜もなるべく静かに過ごしてナイトミルクを飲ませたところ、夜9時まではすうっと寝つくようになったそうです。

夏休みを利用して、さらに生活改善を行なった結果、半年後には朝6時に自分で起きられるようになりました。朝入浴することでさらにしゃきっと目覚めて朝食も食べられるようになり、登校班に間に合わない日もなくなったそうです。

まとめ

- 自律神経の具合が悪いときに、急に起き上がると頭痛などが起こります。
- まずは朝ゆっくり起き上がることから始めて、その間に徐々に入眠の習慣を変えましょう。
- 朝風呂は自律神経を活性化するのに効果があります。

学童期の睡眠（小学校高学年）

だんだん親の言うことを聞かなくなる時期です。なぜ睡眠が必要なのかを親が子どもに伝えて「おりこうさん脳」に知識を投入します。最低でも一晩に9時間はぐっすり眠れるように、生活を調整しましょう。

ケース⑤

宿題をするのに時間がかかる

長男（10歳）Eくんの場合

家族構成

父（41歳）、母（40歳）、長男（10歳）

相談者　**お母さん**

ゲームが好きで、学校から帰ってくるとひたすらゲームをしています。そのせいか、4年生になって成績が落ちてきて、学校の先生から「自宅学習をさせてください」と言われてしまいました。

なだめたり怒ったりしながら、宿題だけでもさせようと思い私も頑張るのですが、子どもが机に向かうのは夜9時過ぎです。全然集中せず、計算問題を3問解くのに2時間かかったりするのを見て、イライラして怒鳴ってしまうことも。就寝時刻は早くて午後11時、遅いと午前0時を過ぎてしまいます。

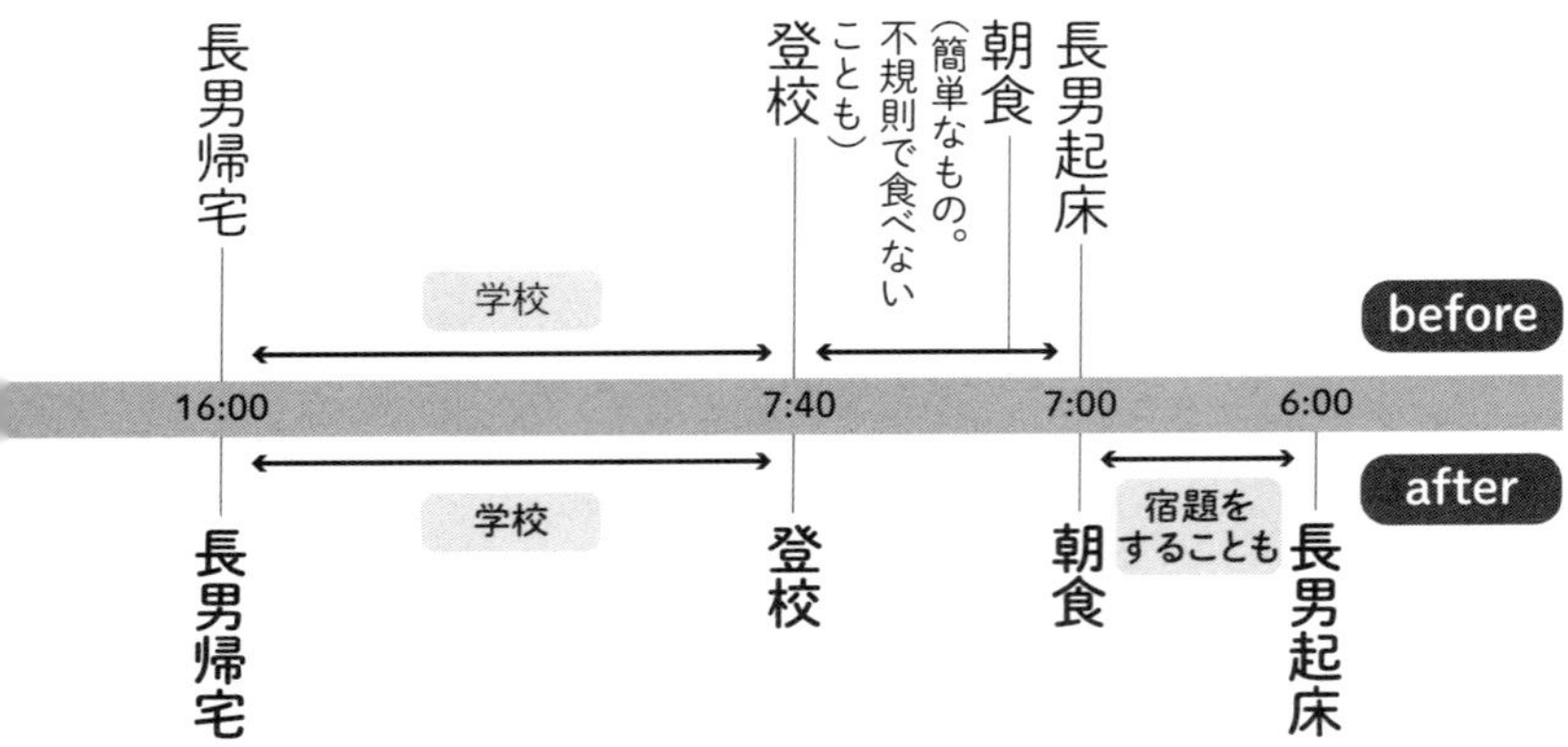

アドバイス

先生

小学生なら、どんなに遅くても午後9時までには寝なければなりません。たとえ勉強であっても夜更かしの言い訳になりません。そのことをまずは親がしっかりと認識しましょう。家庭の軸としての就寝時刻を提示して、それを絶対にブレさせない親の態度を見せれば、子どもは自然についてきます。

小中学生の間に朝勉強する習慣をつけられれば、いざ受験などの目的ができて、勉強しなければならなくなったときに本当に役に立つので、それを目標にしましょう。

改善後

お母さんは頭ごなしに文句だけ言っていたこと

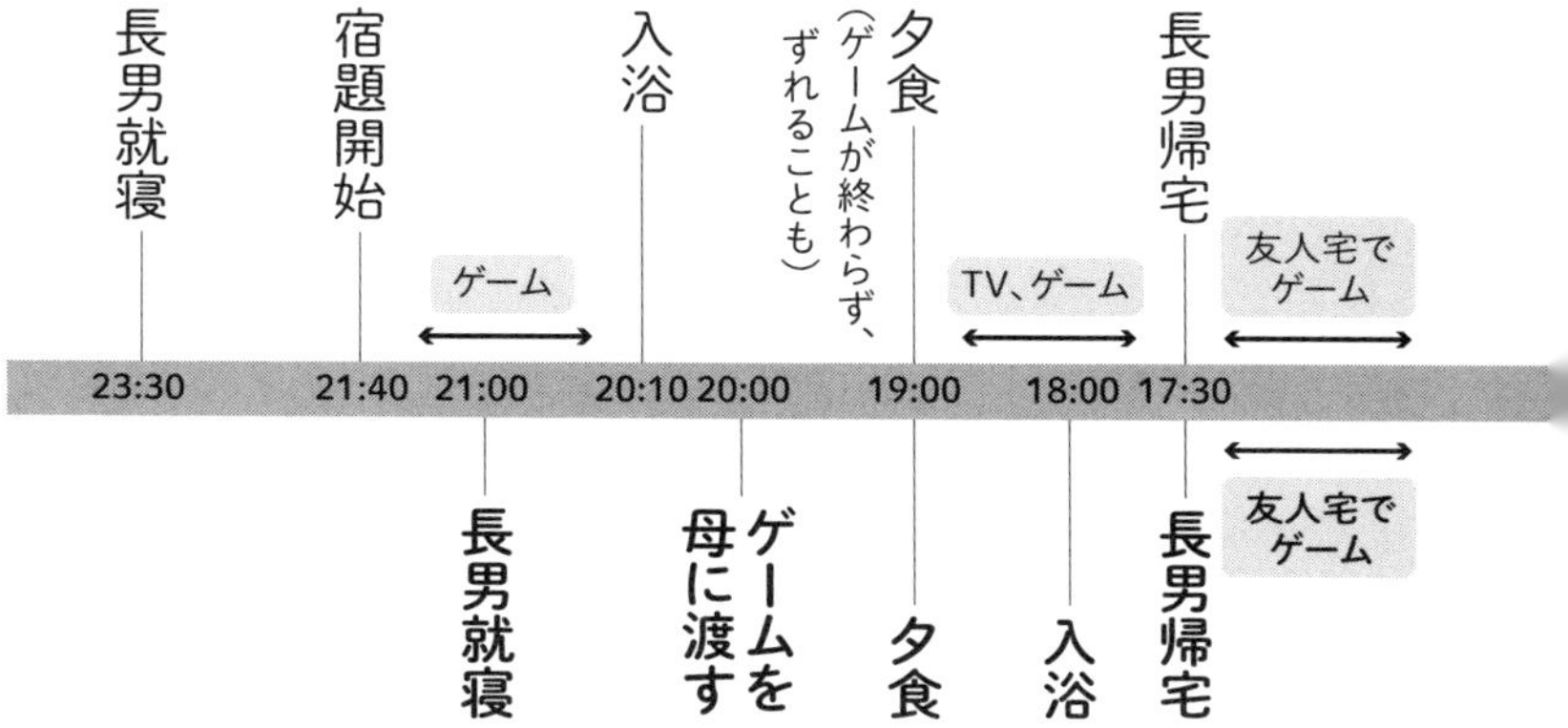

を反省し、まずは宿題のことは置いておき、「夜は9時に寝る」と「夕食は夜7時」の2点だけを守ることに集中しました。

自分で生活を考えるように伝えると、子どもは自分なりに工夫するようになり、夜9時に寝るために、切りのよいところを自分で見極め、ゲームを終えることができるようになりました。すると、朝は次第に気持ちよく目覚められるようになってきて、ついにあるときから、朝の10～20分くらい、自発的に机に向かって宿題をするようになったそうです。

3カ月ほどたつと、金曜日は必ず「明日は5時に起こして」と母親に頼み、土曜は朝5時から8時頃まで自発的に机に向かい、週末の宿題を片づけてから思いっきり遊ぶようになったそうです。

まとめ

・学習習慣の前に、
まずは生活リズムを整えましょう。

・たくさんの約束事をつくっても守れないので、
シンプルに1～2個だけにしましょう。

・自然に朝学習に移行させましょう。

ケース⑥

スポーツと塾で睡眠時間がとれない

長男（12歳）Fくんの場合

家族構成

父（48歳）、母（44歳）、長男（12歳）

相談者

お母さん

サッカーのクラブチームの練習と塾で、なかなか睡眠時間を確保できません。サッカーは平日週3回午後6～8時と、土日のどちらかは試合が入ります。試合があるときは1日つぶれます。さらに、5年生から学習も遅れ気味になったので塾に行っており、サッカーのない平日午後7～9時まで算数と国語を習っています。

子どもはサッカーが大好きでずっと続けたいと言っていますし、勉強も「成績を上げたい」と頑張っています。しかし、なかなかテストの成績が上がらず、土日の試合がない片方にさらに塾を入れたほうがいいのか悩んでいます。

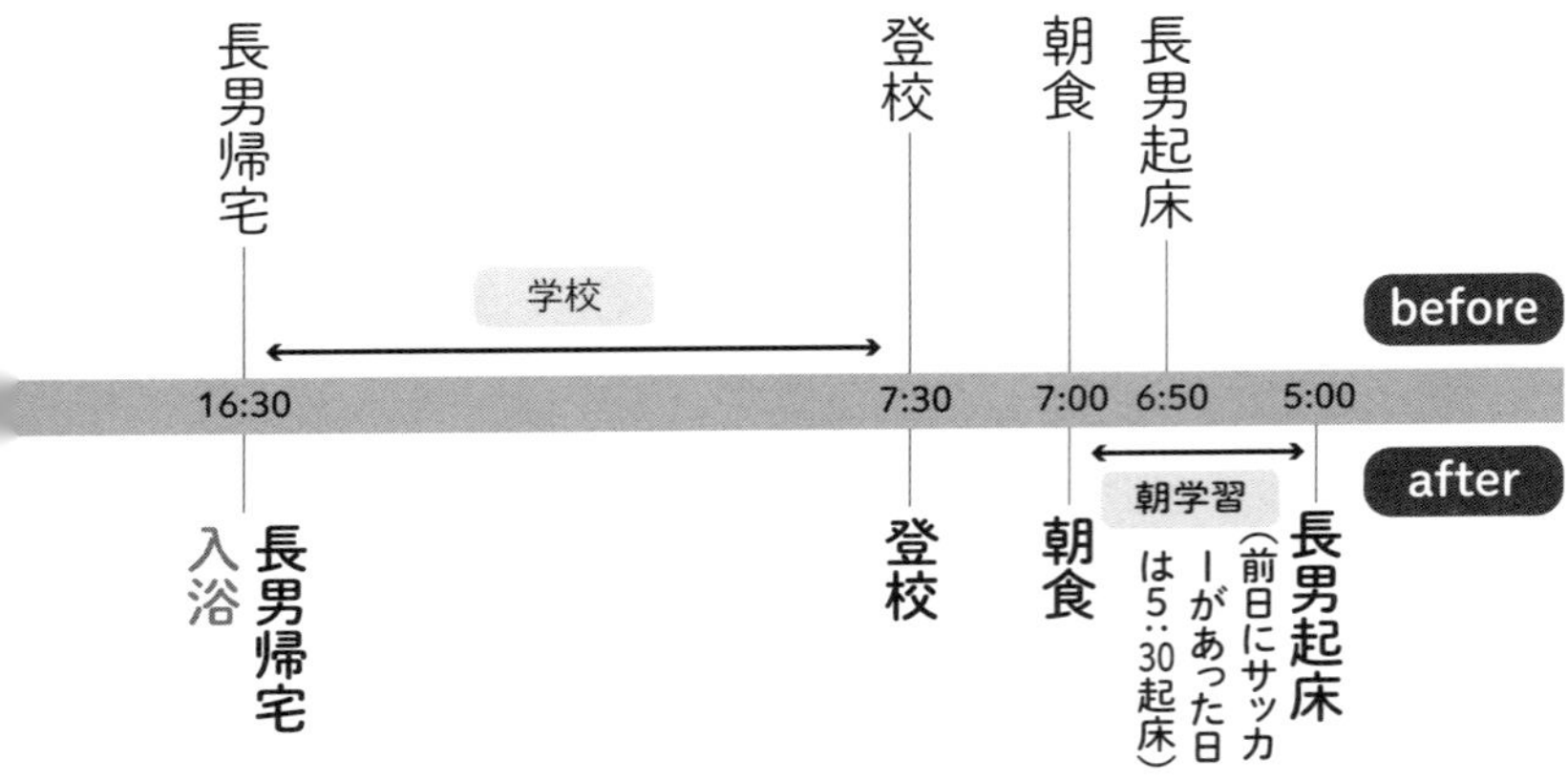

アドバイス 先生

どうしてもサッカーを優先したいのなら、塾はやめて、サッカーがない平日の就寝時刻をできるだけ早くしましょう。

夜は脳も疲れていて学習効果が上がらないので、朝に学習時間を多めにつくるようにします。サッカーのある日も、夕食は先に食べるか、帰宅後に軽いものだけにして、シャワーを浴びたらすぐに寝られるようにスケジュールを考えましょう。

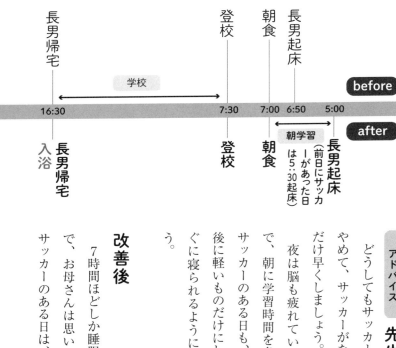

改善後

7時間ほどしか睡眠時間をとれていなかったので、お母さんは思い切って塾をやめさせました。サッカーのある日は、午後5時に夕食を済ませて

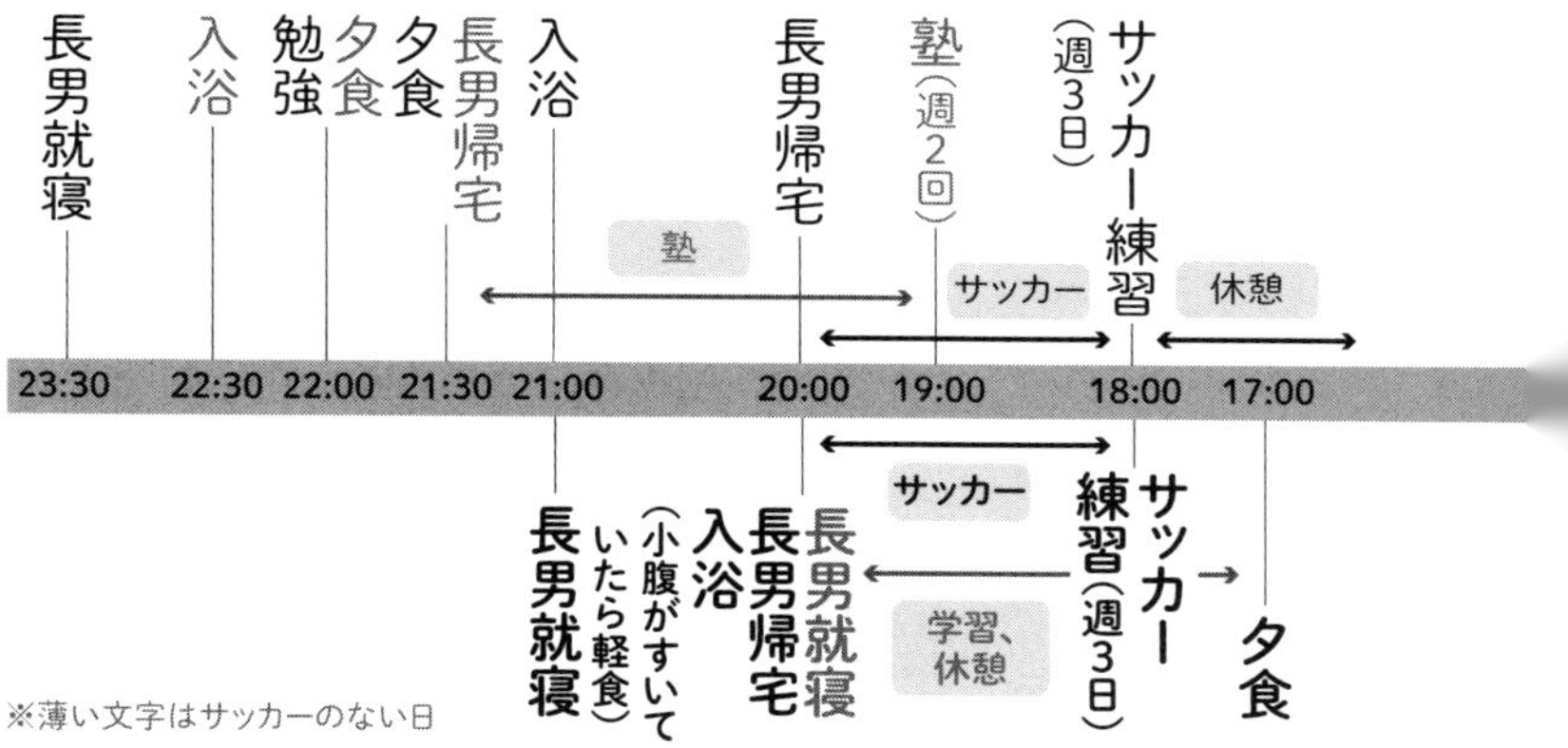

※薄い文字はサッカーのない日

から練習に行き、帰宅後はすぐさま入浴し、小腹がすいていたらスープなどの軽いものを食べて午後9時までには寝ているそうです。

　サッカーのない日は学習時間をつくりました。学校から帰宅後すぐに入浴、その後夕食を済ませて、勉強をします。集中が切れたら好きな漫画などを読んで休憩します。午後8時に寝るようにして、その代り、朝は5時に起きることにしました。半年続けた今、朝はすっきりした脳で学習もすいすいはかどっているそうです。

　前日にサッカーがあった日は5時半くらいに起きますが、目覚めはよく、計算問題を1～2ページ解くくらいの学習時間もとれているようです。

この生活を始めて3カ月。テストの成績もぐんとあがったそうです。

まとめ

・本当にやりたいことだけ残して、習い事はすっきりさせましょう。

・早く帰れる日はさっさと入浴と食事を済ませて、早寝できる環境づくりをしましょう。

・遅く帰る日でも、できる限り早く就寝できる生活リズムをつくりましょう。

青年前期（中学校）の睡眠

反抗期は、裏を返すと自信がない時期でもあります。行き詰った子どもにアドバイスをして、少しでも努力をしたら「こころの脳」が育ったね、とほめてあげて。中高生は一晩に最低8時間の睡眠をとりたいものです。

ケース⑦ スマホとゲームで夜寝ない

長男（14歳）Gくんの場合

家族構成

父（45歳）、母（46歳）、
長男（14歳）、次男（11歳）

相談者 **お母さん**

長男は部活の練習で朝6時半に家をでなければならないのですが、夜は遅くまでテレビを見ています。早く寝なさいと言って部屋に行かせても、「眠れない」と布団の中でこっそりスマホでゲームをやっていたりします。

勉強はほとんどしないし、授業中は居眠りばかりで非常に成績が悪いです。なんとかしたいのですが、思春期なのか、あまりうるさく文句を言うと、子どもがキレて壁を蹴ったりするので、おっかないです。

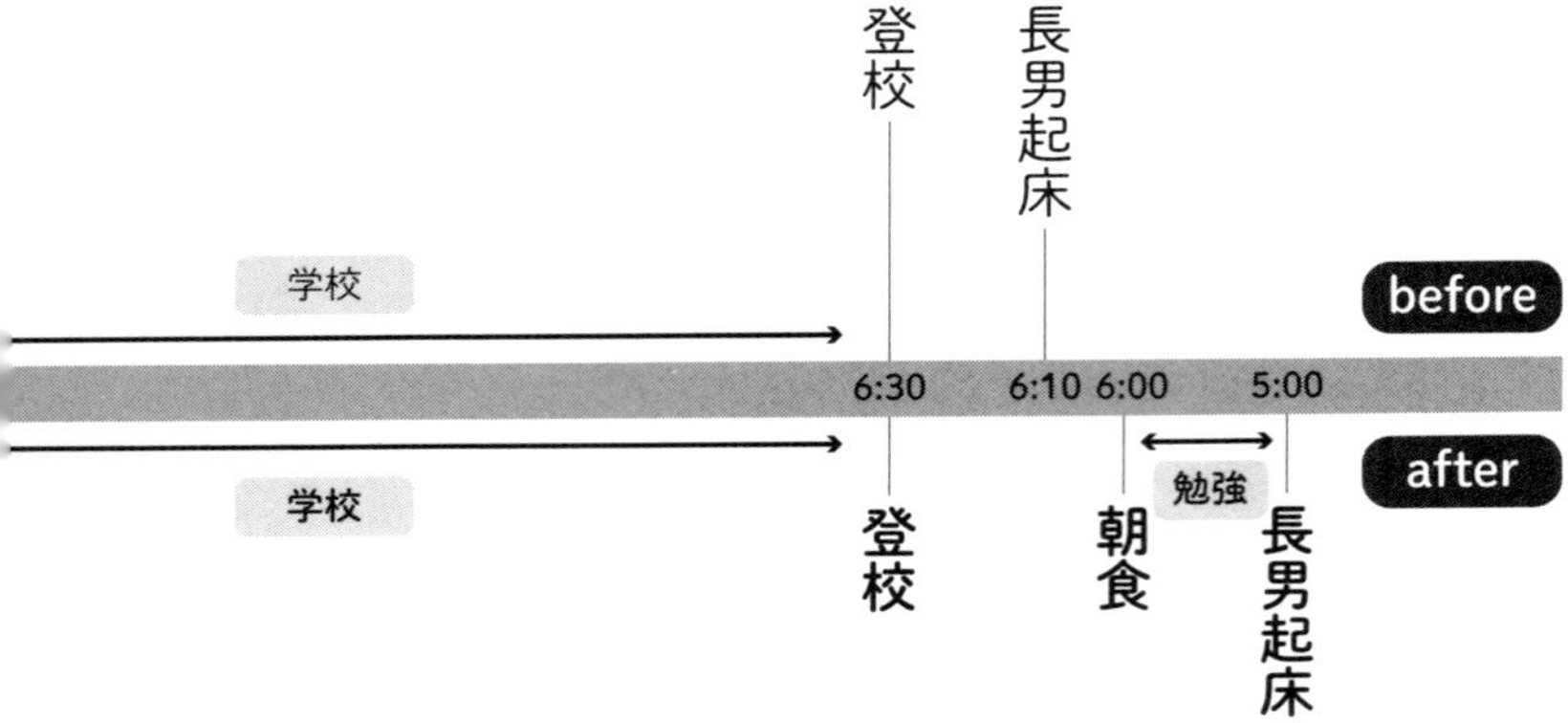

アドバイス　先生

まずは親が「正しい知識」を得ることが必要です。子どもが、自分の望む将来像に近づくための方策として、「よく眠ることが大切だ！」と頭で理解できれば、思春期の子どもはきちんと行動するようになります。

この子の場合は「もっと背を伸ばしたい」と望んでいました。そこで、成長ホルモンを効率的に働かせるためには午後10時には熟睡してるのがベストで、眠る前にスマホの光を目に入れるとよい睡眠がとれなくなることなどを伝えました。そのうえで、自分でどうするのがよいか考えさせました。

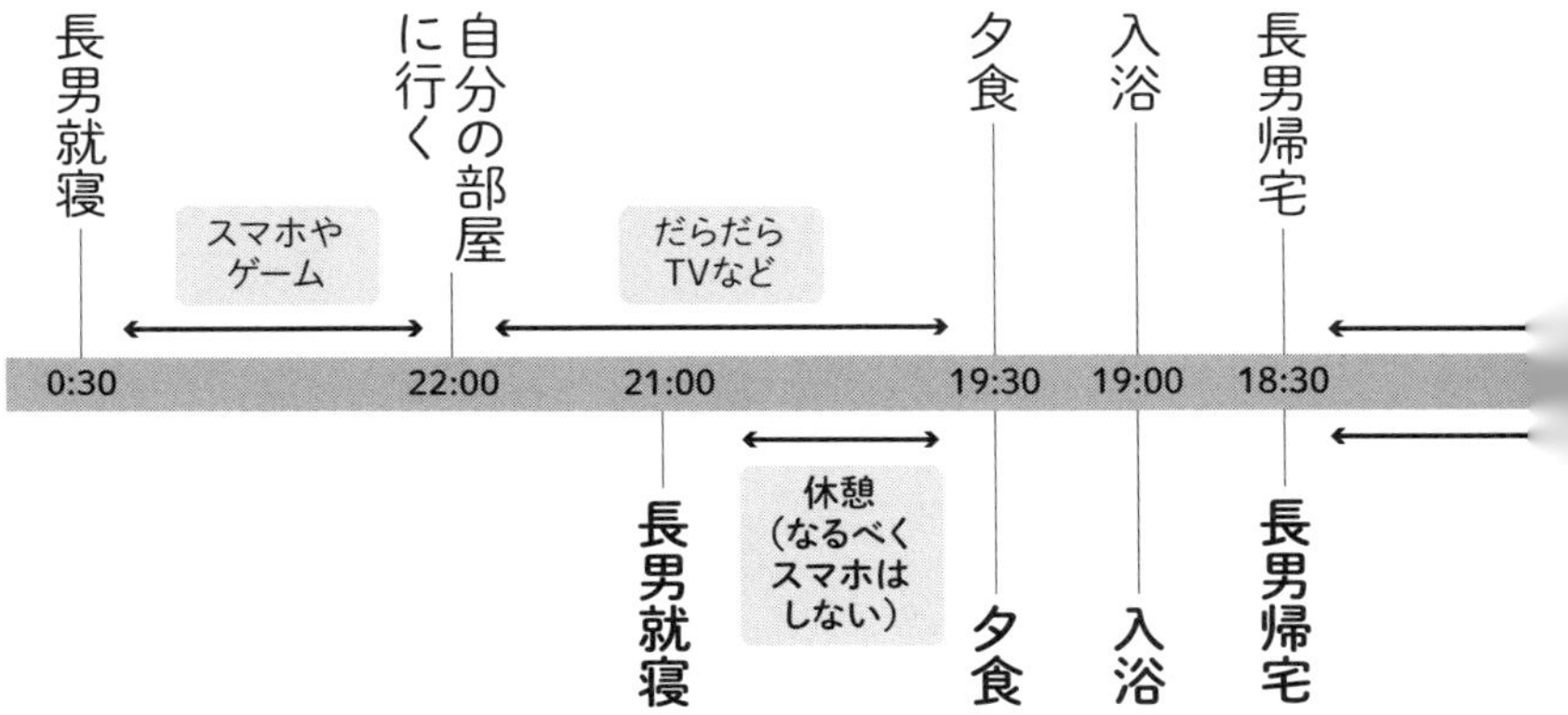

改善後

今身長を伸ばせないと困る、と自分で考え、平日はスマホをなるべくさわらないことにしたそうです。夕食後は兄弟でカードゲームをするなど、なるべく電子機器の光を浴びないようにしたところ、1カ月ほどで午後9時にはすっと寝つけるようになったそうです。

朝は5時に起きて、宿題をやったりしてから登校できるようになりました。半年たった頃には成績も背も伸び、スマホはほとんど見なくなったそうです。

まとめ

・大きくなってきたら、
正しい知識を子どもに教えて、
生活習慣を自分で考えさせるようにしましょう。

・電子機器からの光は寝つきを悪くします。

・「なりたい自分」になれると、
子どもは自分で正しい生活を続けられます。

ケース⑧

昼夜逆転生活で朝起きられない

長女（14歳）Hさんの場合

家族構成

父（44歳）、母（40歳）、長女（14歳）、次女（12歳）、長男（8歳）、三女・次男（2歳双子）

相談者

お母さん

娘は朝どうしても自分で起きられず、私が起こし続けてやっと10時頃に目覚めるという生活が続いています。

起きてからもしばらくはぼーっとしていて、動けるようになるのが午後12時頃です。それからごはんを食べ、支度をして、登校するのが午後2時です。

学校から帰ってきてからは、だんだん元気になってきます。夜はテレビを見たり、ゲームをしたりして過ごし、気づけば午前3〜4時になってしまっているという状況です。

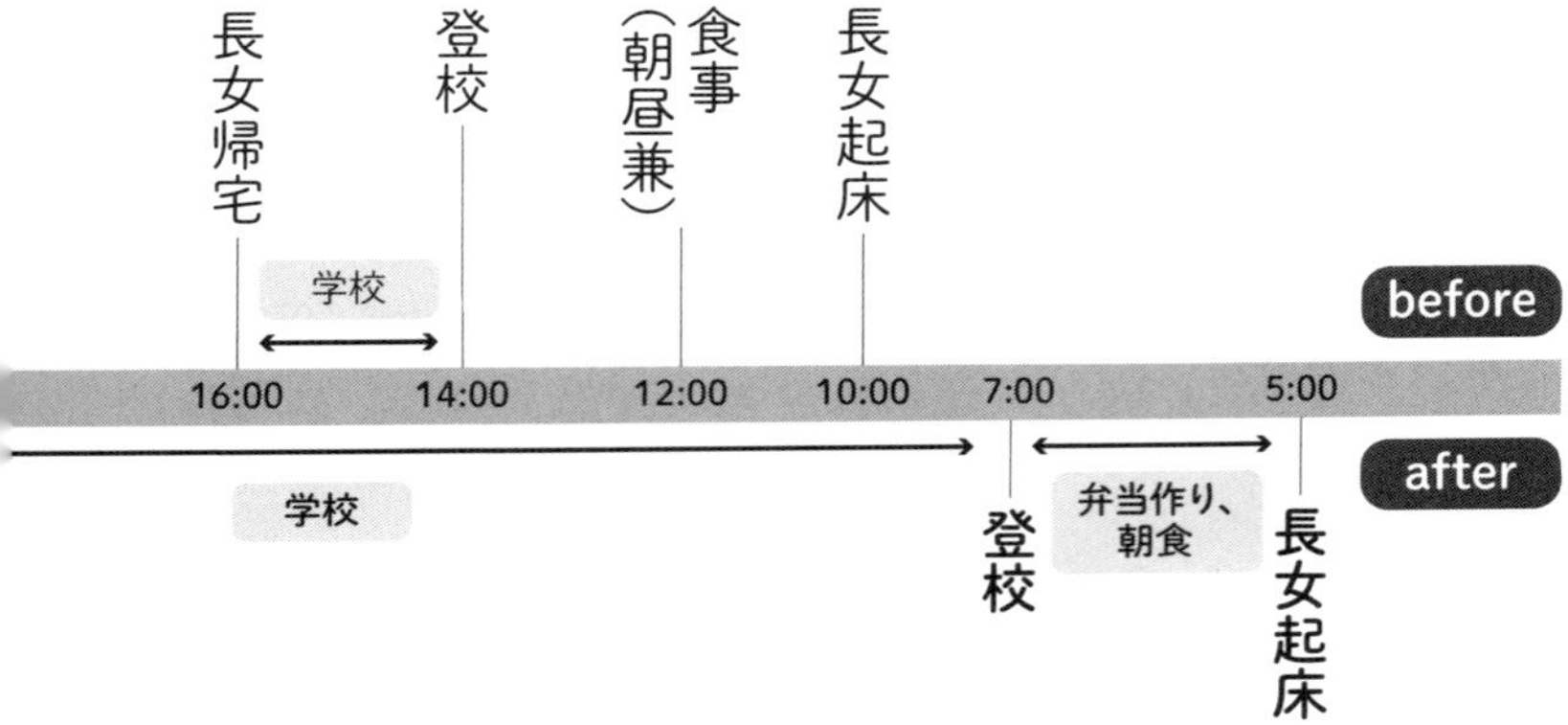

アドバイス

先生

学校には行きたいし、ちゃんと寝たいと思っているようでしたが、朝はまだまだ寝たりないので布団から出られないという状況でした。だらだらしていると夕方から元気になり、夜はなかなか眠くならない。こんな悪循環に陥っていました。

家は兄弟が5人もいてお母さんは毎朝てんてこ舞いでしたので（だから積極的に子どもを起こさないそうです）、この子には朝ごはんをつくるというミッションを与えました。彼女は実は料理が好きで、とても上手なので、「お母さんを助けて！」とお母さんに言ってもらいました。

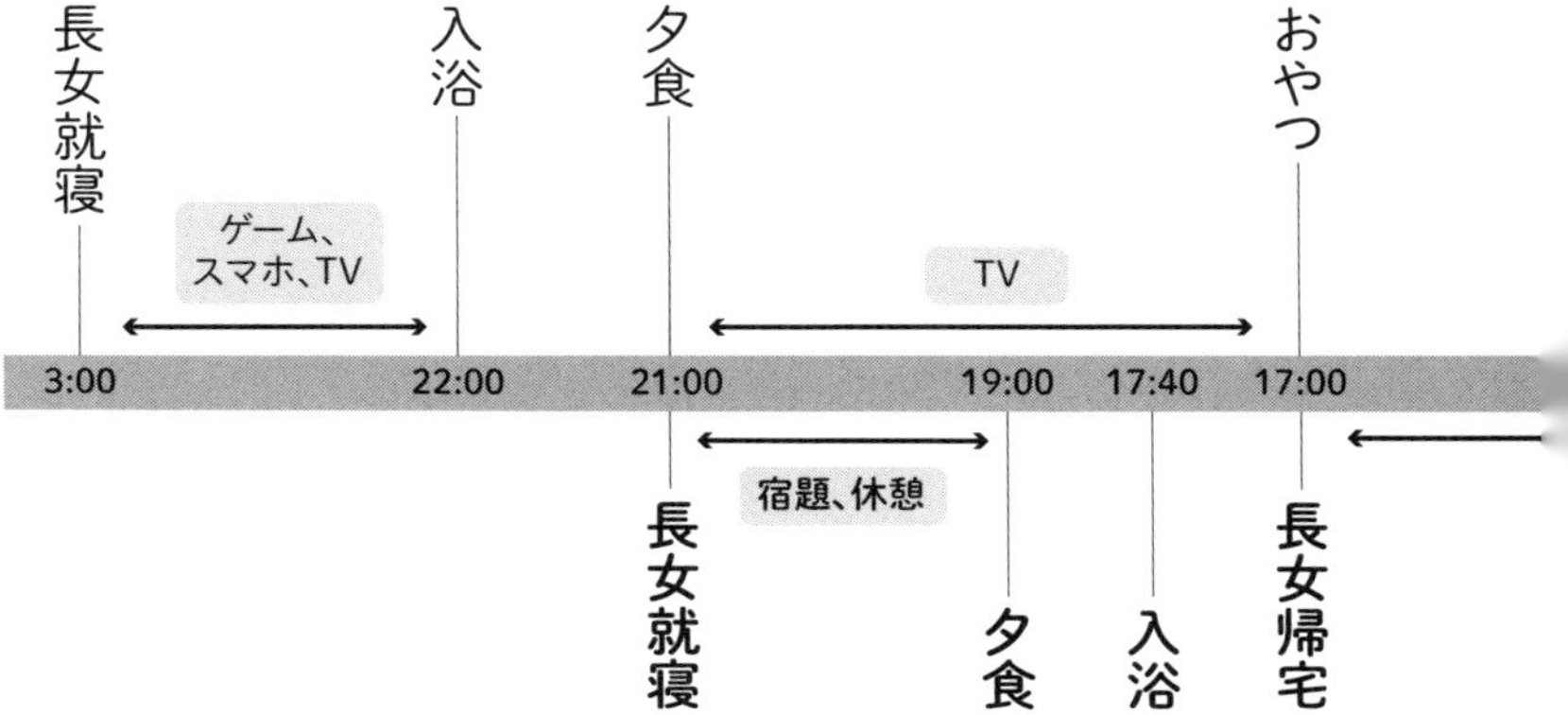

改善後

最初は大変な思いで朝6時に起床していたようですが、眠いのを我慢しながらつくった朝ごはんは家族に大好評だったそうです。お母さんも本当に助かると喜んでくれたので、生来根が優しい彼女は「自分が役に立っている！」と実感して、ますます朝頑張って起きるようになりました。すると、自然に夜は眠くなり、その結果、2カ月ほどたつと普通に学校に通えるようになりました。

その後、食べることに興味がわいて、8カ月後、農業高校に進学。朝5時に起き、自分で弁当をつくり1時間かけて自転車で元気に通学しているそうです。

まとめ

・朝に「その子がいないと回らない」仕事を与えましょう。

・朝遅くまで寝ていれば、夜寝つけないのは当たり前です。

・睡眠を整えると同時に「こころの脳」を育てる意識をしましょう。

青年中期の睡眠（高等学校）

「こころの脳」が育って自分で頑張れるようになります。失敗しても責めず、理想を押しつけず「頑張っている子ども」を丸ごと認めてあげて。最低でも一晩に7～8時間の睡眠は必要です。

ケース⑨

引きこもりで不登校

長男（17歳）Iくんの場合

家族構成

父（53歳）、母（49歳）、
長男（17歳）

相談者　**お母さん**

高校1年生の半ばから不登校で昼夜逆転の生活をしています。夜じゅう部屋にこもりゲームやチャットをしているようです。

いつごはんを食べているのかわかりませんが、頼まれて買い置きしているインスタントラーメンはいつの間にかなくなっています。

部屋からほとんど出てきませんが、ほしいゲームソフトなどは紙に書いて渡してきます。断ると暴力が怖いので、購入して部屋の前に置いておきます。少しでも否定的な言葉をかけると、「どう

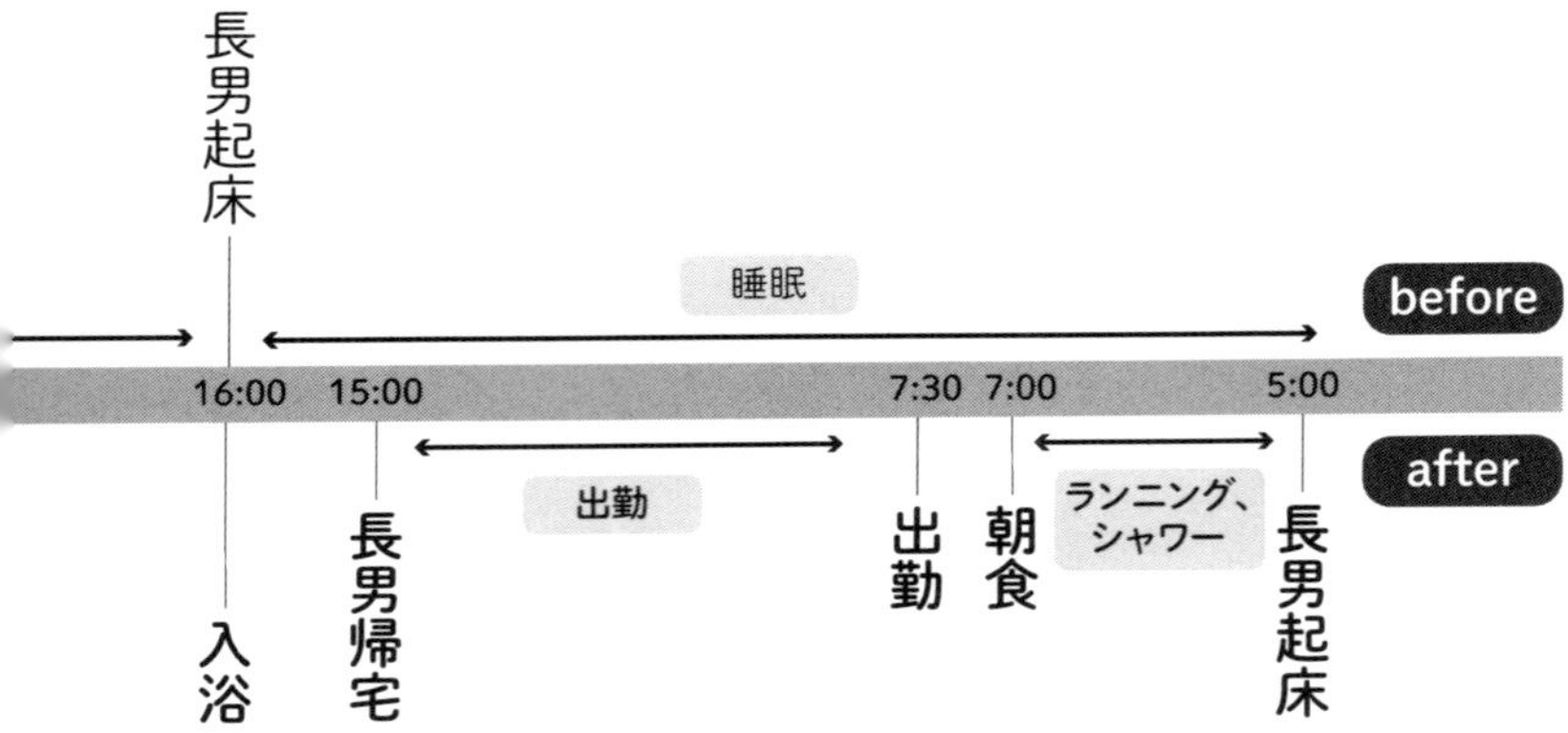

せ俺なんか死ねばいいんだ」など悲観的なことを言ったり、怒って暴力をふるったりしてきます。

アドバイス 先生

まずは部屋にこもれない環境をつくることが大切です。インスタントラーメンなどの食べ物の買い置きはせず、「食事は食堂で、冷蔵庫に入れてあるごはんを食べて」と伝えるようにしましょう。買い物を頼まれてもひと月の限度額以上は支出できないと伝えます。

そのうえで、少しでも改善された点をみつけたらそのことを認めてあげてください。「前は魚の煮つけなんか嫌がってたのに、ちゃんと食べたんだね。進化したね」など、ちょっとしたことで構いません。親自身が楽しめることを見つけてその

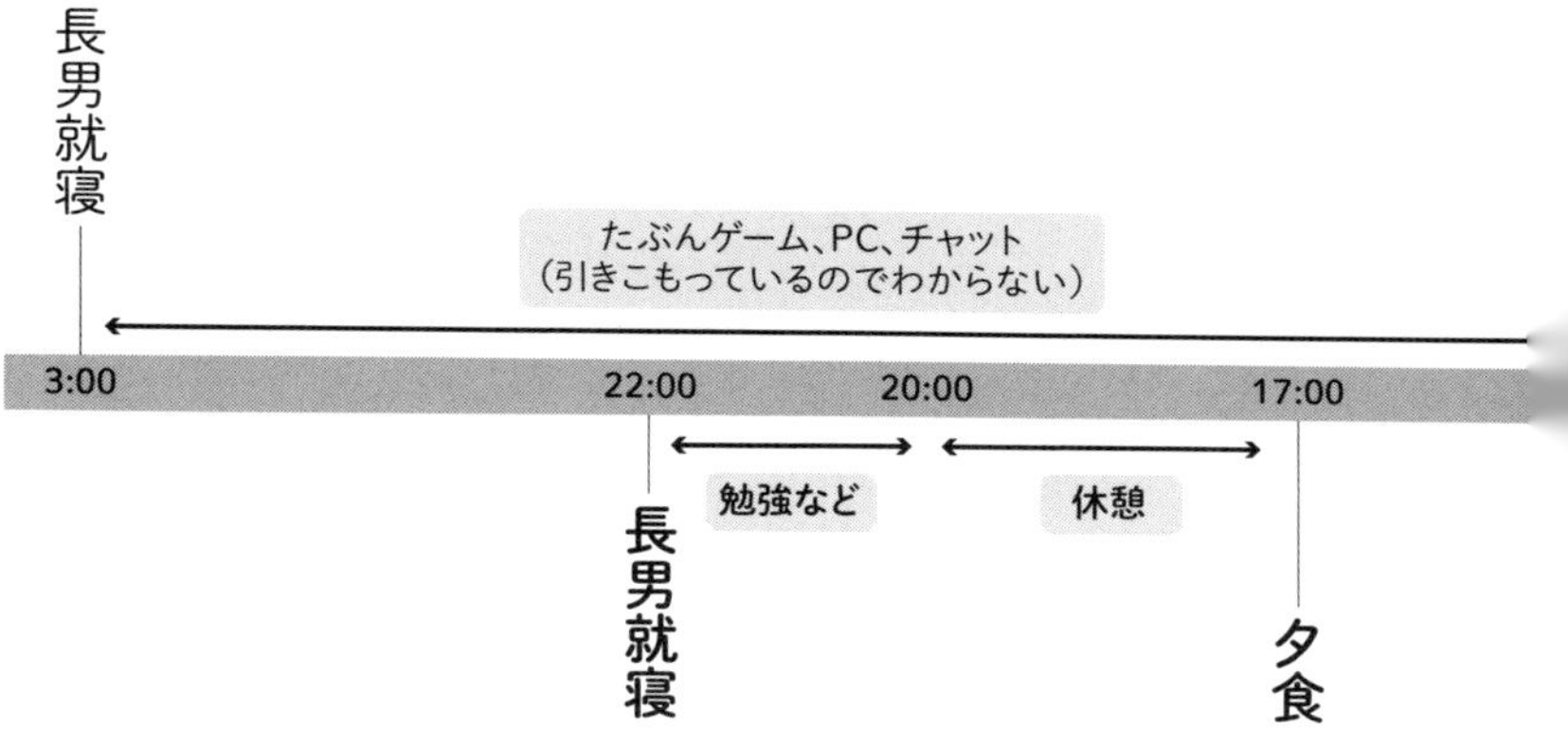

姿を子どもに見せることも効果的です。

改善後

子どもが仕方なく、時折食堂に出てきたときに、ネガティブな言葉をかけずに楽しい話題をなげかけ、小さなことでも認める、ほめるを繰り返していたところ、3カ月後くらいから少しずつお母さんと話すようになりました。

半年たった頃、「本当はちゃんと学校を卒業して仕事をしたいんだ。でも夜になると不安が大きくなって寝つけないんだ」と本音を伝えてくるようになったそうです。そこで、「夜寝ること」ではなく「朝起きること」から意識して始めるとよいということや、好きなこと（散歩やランニング）を朝やってセロトニンを増やすと不安が減るということなど、お母さんが正しい知識を伝えました。

するとと朝起きてランニングをするようになり、不安が少しずつ減っていったそうです。1年後、自分を生かせる資格をとるべく、朝に勉強をするようになり、見事に資格を取得しました。このことで自信がつき、ついに就労にまでむすびついたのです。

まとめ

・引きこもれない環境をつくっていきましょう。
・自信をなくし、セロトニンが減って不安を抱えている子どもには、ポジティブな言葉かけをしましょう。
・本音が話せて安心できると、子ども自身が自発的に朝活を行い、朝活を行えば自動的に自信がつきます。

第４章
睡眠Q&A

この章では、よく寄せられる睡眠に関する様々な疑問や相談にお答えします。皆さんの家庭での生活改善のちょっとしたヒントにしていただければと思います。

Q1

毎日決まった時間に
眠るためには
どうすればいいでしょうか？

A

まずは、毎日決まった時刻に起きることから始めましょう。

人間の「からだの脳」には、だいたいの生活リズムを整える働きをする体内時計があります。しかし、この体内時計は人間の場合、約25時間を1日と判定するように仕組まれています。ですから、ほうっておくと勝手に脳の中で1日が1時間ずつずれていってしまうのです。このずれは、朝日が目に入ることで直ります。

決まった時間に眠る習慣ができていない子を、強制的に布団に入れても寝つきません。最初は少し睡眠不足になっても朝早く起こして、日中にたくさん活動させ、昼寝はさせても1時間以内にとどめて、夕方以降に自然に眠気がくるような生活にしてみましょう。1週間くらいで、夜は勝手に眠くなるような脳に変化します。

Q2

寝つきをよくするために、お風呂はいつ入るのがいいですか？

A

寝る前には体温が下がってきて、自律神経の副交感神経の働きが優位になってくることが大切です。このことを考えると、就寝時刻の直前に、体を温めすぎることは、交感神経を活発にさせるので、望ましくありません。お風呂や激しい運動、遊びなどは避けましょう。

また、消化管の働きを活発にさせるのは副交感神経です。食後に入浴すると交感神経の働きが強まってしまい、食べ物の消化にもよくありません。可能なら、**入浴は夕食の前に済ませてしまい、食後はゆったりと静かに過ごす時間を長くとるようにしましょう。**

逆に、朝の入浴は交感神経が活性化し、目覚めがよくなりますのでおすすめです。できればシャワーよりは、ちょっと熱めの湯船につかるほうがよいでしょう。しかし、寒い日には心臓に負荷をかけてしまうので、浴室をあらかじめ温めるなど工夫しましょう。

Q3

夕食は何時に、どんなものを食べるのがいいですか？

A

夕食は、就寝時刻の2時間前までに終えていることが理想です。

食べたものが消化されて胃から十二指腸に移動するまでには、約40分～1時間くらいかかります。特にこの間に横になると胃に圧迫感が生じ、寝つきにくくなります。

しかし、仕事に学校に忙しい現代人にとっては、食後2時間休憩をとることはなかなか難しいかもしれません。そこで、夕食にはできるだけ消化のよいもの、例えば鶏と野菜のあっさりしたスープにそうめんを入れたものや、雑炊などを少量だけ摂ることをおすすめしています。油分の多い食事や大量の肉類、大量の糖質は、消化に負担がかかるのでなるべく控えましょう。

また、カフェインや刺激の強い食品の摂取も避けるほうが望ましいです。反対に、ホットミルクに少量の砂糖を入れたものや、ノンカフェインの紅茶に黒糖を溶かしてすりおろした生姜を入れたものなどはおすすめです。副交感神経が優位になりリラックス効果をうむので、寝る前にゆったりした気持ちで飲むと寝つきがよくなります。

Ｑ４

寝る前のＴＶやゲーム、スマホはよくないですか？

A

夕方から夜になり目に入る光の量が少なくなってくると、脳の中にある松果体という器官からメラトニンという物質が分泌されます。これが、次第に眠気をつくり、自然な入眠に誘ってくれます。ですから、**寝る前には、部屋の明かりを落としていくなど、しだいに目の中に入ってくる光量を減らしていくことが安眠のコツです。**

テレビやスマホ、ゲームやＰＣなどの強い光は、メラトニンの分泌量を減らしてしまうことがわかっています。メラトニン量が減ると入眠困難が起こりやすくなり、睡眠の質も下がりやすくなるので、寝る1時間前には、これらのメディアからの光が目に入らないようにしましょう。

さらに女子の場合、幼少期から慢性的にメラトニン不足の脳をつくっていると、早発月経を引き起こすことも知られていますので、注意しましょう。

Q5

寝る前にすると
おすすめなことは
ありますか？

A

なるべく人工的な強い光を目に入れすぎないほうがよいことを考えると、テレビやスマホ、ゲームやPCなど、光源となるものを寝る前に使用することは好ましくありません。

また、体温を上げすぎるのもよくありませんので、激しく興奮したり、体を動かす遊びや運動をしたりすることもおすすめできません。

理想的には、**間接照明などを用いたあまり明るすぎない部屋で、静かに家族で遊べるボードゲームやカードゲーム、ゆっくり筋肉を伸ばすストレッチ、読書や読み聞かせ、とりとめのないおしゃべりなどをするのがおすすめです。**

布団に入る1時間前からリラックスをして、寝る準備をするのがよいでしょう。

Q6

電気をつけて寝るのは
よくないのでしょうか？

A

脳のためには寝るとき部屋は真っ暗にするほうが望ましいです。

メラトニンは、夕方以降に脳内で分泌され、私たちに「眠気」をもたらしてくれる物質です。豆電球程度の明かりでも、メラトニンの分泌に影響を及ぼすというデータが出されています。

しかし、特に小さい子どもにおいては、暗闇を怖がることもよくあります。不安が大きいと眠りにつきにくくなったり、睡眠の質が悪くなったりするので、そういう場合にはしっかり寝つくまでは、小さなナイトランプ程度はつけておきましょう。大人が寄り添って「大丈夫、大丈夫」と声掛けしながら、安心させて寝つかせるようにします。深い眠りに落ちてからそっとライトを消しましょう。

寝室の照明はできればホテルの照明のように、間接照明を主体としたやわらかいものにするとよいでしょう。

Q7

眠たくなると
子どもの手足は
ポカポカになります。
眠るときには
体温が下がるのでは？

A

その通り、眠るときには通常体温が下がり、起床前の午前5～6時頃から再度上昇することがわかっています。ですので、眠る前には、体温を下げなければなりません。

体温を下げるためには、血液の温度を下げることが効果的です。手や足の先のほうには細かい血管（毛細血管）が皮膚の浅いところに網目状に張り巡らされています。ここに血液がたくさん流れると、効率よく体から熱を放出することができます。

自律神経の副交感神経は、末梢の血管を拡張させて血流を増やす働きがあります。筋肉の緊張がゆるみ、手足が温かくなってきているのは、副交感神経が働いて、お休み前モードになってきた証拠です。**子どもの手足のポカポカは熱を放出して、体温を下げているサインなのです。**

Q8

子どもとは
一緒に寝たほうが
いいのでしょうか？

A

乳児の頃は、動物的に大人の柔らかい体でくるまれていると安心して寝つきやすくなります。そのため基本的に、**子どもが寝つくまでは大人が体を密着してあげると、子どもはよい睡眠がとりやすくなります。**

しかし、寝ついてからも添い寝をしていると、大人が身動きしたり、電気をつけて横で読書などをしたりすると、子どもの睡眠の質を落としてしまう原因になりえます。寝ついたあとは、子どもが一人で静かに真っ暗で眠れる空間を提供することが理想的でしょう。

ただし、それぞれの家庭により、文化や生活空間、子どもの人数などいろいろな環境の違いがありますので一概には言えません。お子さんの様子をみながら、各家庭に合った方法を見つけるのがよいでしょう。

Q9

子どもは暑がりなので、布団の枚数が親と同じでいいのか迷います。

A

眠りにつくときには体温が下がらなければなりません。特に**子どもはもともと大人より体温が高いので、基本的には季節を問わず手足を出していたほうが寝つきやすいです。**

パジャマは汗をよく吸う素材で、あまり厚くないものを選びましょう。厚い布団で体全体を覆ったり、何枚も重ねてかぶせたり、靴下や手袋を身につけさせたまま寝かせるのはあまりおすすめしません。

できれば、手足が出るちゃんちゃんこタイプの布団を使用したり、毛布などをかけて胴体だけを覆ったりして、自由に寝返りができるようにしましょう。

Q 10

睡眠に最も適した
室温と湿度を
教えてください。

A

一般的には冬季18〜20℃、夏季は26〜28℃くらいがよいとされます。湿度は60％前後が快適とされます。

ただ、15歳までの小児期は、自律神経の発達期でもあるので、一年を通して「快適すぎる」環境を与え続けることはあまりおすすめではありません。自律神経は、外界の環境変化という刺激が与えられて初めて育つからです。

特に「からだの脳」の発達期である幼児期には、「暑い」「寒い」というメリハリのある環境ストレスを与えて自律神経を鍛えましょう。

暑い環境下では十分汗をかいて体温を下げ、寒い環境下ではしっかり毛穴を閉じて体温を逃さないでキープするという、体内の状態をいつも自律神経で一定に安定させる能力がしっかりつくと、熱中症などになりにくい体に育ちます。

Q 11

夜中に何度も
起きてしまいます。
大丈夫でしょうか？

A

睡眠リズムが安定しない2歳頃までは、夜中に何回も起きるのは、当たり前です。卒乳する1歳を過ぎたら、夜中に起きても母乳を安易に与えず、背中をトントンしてあげたり、白湯などを少し含ませる程度で落ち着かせましょう。

4歳を過ぎると通常多くの子どもは夜間連続して眠れるようになります。

4〜5歳になっても何度も夜中に目覚めたり、起床・就寝時刻が安定しない、また睡眠時間が十分とれているはずなのに、昼間の眠気が強いようであれば一度小児科に相談をしてみてください。

Q 12

歯ぎしりがひどく
困っています。
病院に行ったほうが
いいでしょうか？

A

以前お稽古事を週に8種類、10回通っている年長児で、歯ぎしりのために乳歯が削られて、ほとんどなくなっている子を診たことがあります。

乳歯は柔らかく、生え替わるとはいえ、ここまでの歯ぎしりが起こることは正常とは言えませんし、のちの永久歯の歯並びにも影響する可能性があります。

心理的な原因のみで起こるわけではありませんが、もし、お子さんが**毎晩、大人が目覚めるほどの大きな音で長時間の歯ぎしりをしているならば、歯科、小児科に相談をしましょう。**

Q 13

夜中に何度も
うなされています。
起こしたほうが
いいでしょうか？

A

子どもも夢を見ますし、特に日中興奮する出来事があった日には、夜中にうなされたように大声を出したり、泣きだしたりすることはあります。

数分以内におさまり、また自然に寝つくようなら、特になにもしなくてかまいません。たいていの場合、一晩だけで終わり、翌晩からは通常の睡眠に戻ります。

しかし、10分以上泣き続けていたり、起き上がって立ち歩くような場合には、一度電気をつけてしっかり目覚めさせ、排尿や飲水などを促したうえで再度寝かせるようにしたほうがよいこともあります。

週に1回以上の頻度で夜中の大泣きや起き上がってしまう状態が続くときには、睡眠の質が低下しているなんらかの原因がある可能性があるので、一度小児科に相談しましょう。

Q 14

休みの日は平日よりも長く寝かせてあげてもいいですか？

A

週末の寝だめは平日の睡眠の質を確実に落とすということが、たくさんの研究結果でも証明されています（P161※1）。

週末で時間がたくさんあっても、起床時刻や就寝時刻はなるべく変えないことが、良質の睡眠を安定してとるためのコツです。

起床、就寝時刻ともに平日の＋－1時間以内の変動に抑えるように気をつけましょう。

また、幼児や小児の場合は休日に長い昼寝をさせないよう注意しましょう。夕方4時以降に昼寝や夕寝をしてしまうと、入眠困難や夜間睡眠の質の低下を引き起こしてしまうことが少なくありません。

Q 15

毎朝何時に起きるのがいいのでしょうか?

A

保育園、幼稚園、小学校に通う子どもの場合、家を出る1時間半〜2時間前に起床することが望ましいと言えます。

まずはしっかり目覚めさせて、パジャマから洋服に着替えさせましょう。5分程度でも戸外に出て朝日を浴びながら、少し体を動かせれば、セロトニンの分泌を促せるので理想的です。

その後、タンパク質と炭水化物、ビタミンや食物繊維、発酵食品などが含まれたバランスのよい朝食を、家族と楽しく会話しながら摂りましょう。すると、自律神経の交感神経がしっかり働き、心拍や血圧、体温も上昇して一日の活動のためのエネルギーがチャージされます。

朝食後は少し休憩して、その後、支度、準備に十分な時間をとって、忘れ物がないようにし、必ず排便を済ませてから出発するのが理想です。

Q 16

幼児期（2〜5歳）に昼寝は必要ですか？

A

教科書的には3歳では多くても1時間程度（昼寝なしでも問題ありません）の昼寝で十分ですが、4歳を過ぎると昼寝は必要なくなるとされています。

4歳頃までには昼行性の動物としての「からだの脳」が育ち、「朝、太陽が昇ったら目覚めて活動し、夜、太陽が沈んだら安全な場所で眠る」という日内リズムが完成します。すると自然に、太陽が沈んだら眠くなり、深い睡眠を十分な量（約11時間）、連続してとれるようになるため、昼寝は必要なくなります。逆に言うと、4歳になってもきちんとした夜間の睡眠習慣が確立されていない子どもの場合には、昼寝をなくすことができません。

個人差があるので、焦らずに少しずつ夜間連続睡眠にシフトしてください。昼寝は夕方4時台にかからないように気をつけましょう。

Q 17

寝かせすぎはよくないのでしょうか？

A

2章で解説したように人間の脳は、昼間に行動し、夜に眠る昼行性の生活リズムに、生まれたあとに発達していきます。

これが人間としての高度な脳への発達の第一歩となります。一緒に生活する大人が子どもに繰り返し与える「太陽のリズム」があってはじめて、子どもの脳は人間の脳に進化します。

ですので、発達段階に合わない睡眠—覚醒リズムをつくることは、脳のよい発達を阻害する要因になります。無秩序に寝かせていればよいというものではありません。

その年齢に必要な量の睡眠を適切にとらせて、それに連動した食事や運動を含めた生活リズムを確立していくことが大切です。

Q 18

塾や学校の宿題が大変です。
どうしたらいいでしょうか？

A

どうしても、課題がたくさん目の前に積まれると、それを済ませてからでないと寝られない、と焦ってしまうものです。

しかし、一日全力で活動した夜、前頭葉は大きく疲労しています。これ以上の新しい情報を入れる許容量がとても少なくなっています。さらに、冷静に論理思考をして的確に判断をする能力もほとんど失われています。そんな時間帯に脳に鞭打って勉強をすることは、実は大変効率が悪いものなのです。やってもやっても、思ったようにはかどらず、ますます睡眠時間が短くなってしまうでしょう。

今日中にやらなければ、と**不安になるのはわかりますが、それでも睡眠第一と心得、まずは寝てしまいましょう。**

しっかりした睡眠をとっている間に一日に入った知識や情報の整理整頓が行われるため、起きたときには脳がすっきりした状態になっています。

そこで、**朝一番に勉強をすると、短時間で効率よく学習効果を上げることができます。**

Q 19

親子の関係が
ぎくしゃくしています。
もしかして
私の睡眠不足にも
原因があるのでしょうか？

A

多くの場合、**睡眠不足の子どもがいる家庭は親御さんも睡眠不足であることが多いものです。**

十分な睡眠がとれていないと「からだの脳」がうまく働かないために、ホルモンや代謝、自律神経の機能低下が起こり、頭痛、腹痛、腰痛、動悸、だるさなど、体のあちこちに不調が起きやすくなります。

さらに、連動して「おりこうさん脳」もうまく働かなくなるので、仕事や家事、勉強などの効率が落ち、親子ともどもうまくいかない状態になります。イライラすると論理思考によって冷静に処理、判断する「こころの脳」も当然働かないため、つい感情的な言葉をやり取りする関係になりがちです。

まずは、親がきちんと睡眠をとりましょう。そうすれば、仕事も家事も効率よく処理できて、冷静な判断ができる状態になります。そのうえで余裕を持って、笑顔で子どもに接してみましょう。関係性がよい方向に変わってきます。

Q 20

質のよい睡眠って何ですか？

A

一般的には、まず**入眠困難がないこと**。つまり布団に入って電気を消してから30分ほどで一番深い段階の睡眠に入れるということです。

次に、**中途覚醒がないこと**。つまり睡眠中に何度もちょっとした物音で目が覚めたり、トイレに起きたりしないこと。また、うなされるような悪夢をみないで眠れるということです。

それから、朝は、目覚ましをかけなくても**だいたい同じ時刻に目が覚めること**。最後に、**日中に眠気がおきず、元気に過ごせること**。

これらを満たしていれば、質のよい睡眠がとれていると判断してよいでしょう。子どもの場合、ひどく寝相が悪かったりいびきや歯ぎしりがひどかったりする場合は、たとえ明らかな中途覚醒がなくてもあまり質のよい睡眠でない可能性があります。

Q 21

うちの子、もしかして睡眠障害でしょうか？

A

Q20で質のよい睡眠について解説しました。睡眠障害とは、それらの条件がそろわない睡眠が続いていることです。

布団に入り、電気を消しても30分以上寝つけなかったり、少しの物音で目覚めたり、夜中に何度もトイレに行ったりするようなら、あまり深い睡眠がとれていないのかもしれません。いびきや歯ぎしり、寝返りが非常に激しい場合も睡眠が浅い可能性があります。

また、十分な睡眠時間をとれているはずなのに、朝なかなか起きなかったり、起こしても機嫌が悪い、朝食を食べたがらない、朝の排便がない、などがあるときにも睡眠障害を疑いましょう。

学童期の子どもの場合、特に午前の授業中に居眠りをしてしまうようなら、要注意でしょう。

Q 22

最近よく耳にする「睡眠負債」って何ですか？

A

白川修一郎博士により紹介されて有名になった「睡眠負債」という言葉ですが、これは医学的な診断名ではありません。

本書で繰り返し述べているように、成長ホルモンや、不安を安心に変えるセロトニン神経や、内臓を外界の環境に適応させる自律神経など、様々な体内での健康維持の仕組みは、十分な睡眠によって整えられています。

年齢相応に必要とされる**十分な睡眠時間を確保しない生活を続けていると、全く自覚症状がないままに少しずつ健康維持のバランスが崩れて悪い状態へと傾きます。これを睡眠負債とよび、**例えば大きなストレスなどをきっかけとして、突如重大な疾患を発症する危険性がある状態である、と解説されています（P161※2）。

必要な睡眠時間を知り、健康な睡眠生活を送り続けることで、大きなリスクを減らすことができるということですね。

Q 23

睡眠不足だと太るというのは本当ですか？

A

はい。様々な研究結果が発表されています。

アメリカの小児科学会誌『Journal of Pediatrics』に２０１４年に発表された米国人のデータをもとにした論文によると、16歳のときの夜間睡眠時間が６時間未満だった人は、同じ年齢の睡眠時間が８時間以上だった群に比べ、21歳になったときに肥満している率が20％高かったということです（P161 ※3）。

日本での調査でも、３歳時に11時間以上の睡眠をとっていた子どもが、中学１年生のときまでに肥満になる確率は12・２％であったのに対して、９時間台の子どもでは15・１％、９時間未満の子どもでは20・０％と、睡眠時間が短くなるほど肥満の発生率が上昇していました（P161 ※4）。

子どものときに十分な睡眠時間をとらせることは、のちの肥満予防になるということです。

また、**夜更かしをすると食欲が増す**という実験の結果もあります。これについては、様々な動物実験で、睡眠時間を意図的に減少させられた動物は、一様に餌の摂取量が増加するという結果が報告されています（P161※5）。食欲をコントロールする様々なホルモンが、睡眠と連動しているからだと考えられています。

人間での実験でも、十分な睡眠時間をとっていると夜間に分泌される食欲を抑えるレプチンというホルモンの分泌量が、睡眠不足の状態をつくると低下することが報告されています（P161※6）。

十分な睡眠時間を毎日確保することで、きちんとした食欲コントロールができるということですね。

参考文献

第2章　子どもの睡眠の基本を知ろう

・日本小児保健協会、「幼児健康度に関する継続的比較研究」、2011
・Andrew Steptoe, Victoria Peacey, Jane Wardle, “Sleep duration and health in young adults.” *Archives of Internal Medicine*, 2006, 166(18), pp.1689-1692.
・Nelson; *Textbook of Pediatrics*,19th ed, 2011.

第4章　睡眠Q＆A

・Amy R. Wolfson and Mary A. Carskadon, “Sleep schedules and daytime functioning in adolescents.” *Child Development*, 1998,69(4), pp.875-887., Flavia Giannotti,et al. “Circadian preference, sleep and daytime behaviour in adolescence.” *Journal of Sleep Research*, 2002, 11, pp.191-199. ※1
・NHKスペシャル取材班、『睡眠負債「ちょっと寝不足」が命を縮める』、朝日新聞出版、2018 ※2
・Shakira F. Suglia,et al. “Sleep duration and obesity among adolescents transitioning to adulthood: Do results differ by sex?” *Journal of Pediatrics*, 2014, 165, pp.750-754. ※3
・関根道和 鏡森定信、「こどもの睡眠と生活習慣病―寝ぬ子は太る」、『医学のあゆみ』、医歯薬出版、2007、223、pp.833-836. ※4
・Allan Rechtschaffen, Bernard M. Bergmann, “Sleep deprivation in the rat by the disk-over-water method.” *Behavioural Brain Research*, 1995, 69, pp.55-63. ※5
・田ヶ谷浩邦、「睡眠関連ホルモンの計測」、『生体医工学』、日本生体医工学会、2008、46、pp.169-176. ※6

あとがき

最後までお読みいただきありがとうございます。いかがでしたでしょうか？
睡眠の大切さをご理解いただけたら嬉しく思います。また、子どもの気になる行動は「私の愛情不足のせい？」と悩まれている方に「睡眠不足のせいかも！」と安心を届けられたら幸いです。〝子どもの困った〟に直面したら、ただただ寝かせる、から始めてみましょう。

しかし、「この寝かせる、が難しい。うちの子は言うことを聞いてくれなくて」という意見も聞きます。低学年の子どもたちは部屋を暗くし、家族全員が「寝る」姿勢をとれば寝てしまいますが、高学年になるとそうもいきません。布団に入ったとしてもゲームをしてしまう子もいます。そういう子には、体験を見せるようにしましょう。

本書でも触れていますが、寝不足の子どもは、その親も寝不足だったりします。疲れた顔で「早く寝なさい！」ではなく、まずは大人から睡眠改善に取り組み、その結果元気になった自分の姿を子どもに見せ「最近、気分がいい！」と伝えていきましょう。知識だけでなく、身近な人の成功体験を見せるのは効果大です。

また、「そもそもやることが多すぎて、親も子どもも寝る時間がない」という意見も聞きます。家事や残業、塾や稽古事。確かにやることは多いのですが、どんなに願っても1日は24時間しかありません。要はその時間の中で、何を捨て、何は手を抜き、何を優先させるかということです。健康に生きていくためには「睡眠時間を削る」発想をなくし、24時間の中から「睡眠時間を確保」したうえで、余った時間で、その他のことをやりくりする発想に変えていきましょう。

最後になりましたが、本書をつくるにあたり、たくさんの方のお力添えをいただきました。書き散らした原稿を読みやすいものにするために、膨大な時間をかけて助言してくださった産業編集センターの前田康匡様、また、アクシススタッフの皆さんや病院やアクシスで出会えたたくさんのご家族の皆様、本当にありがとうございました。

本書をこれらすべての方々に捧げます。

上岡勇二

著者紹介

成田奈緒子（なりた・なおこ）
小児科医、医学博士、公認心理師。不登校・引きこもり・発達障害等の親子・当事者支援事業である「子育て科学アクシス」代表。文教大学教育学部教授。1987年神戸大学卒業後、米国セントルイスワシントン大学医学部や筑波大学基礎医学系で分子生物学・発生学・解剖学・脳科学の研究を行う。2005年より文教大学准教授、2009年より同教授。臨床医、研究者としての活動も続けながら、医療、心理、教育、福祉を融合した新しい子育て理論を展開している。著書に『子どもの脳を発達させるペアレンティング・トレーニング』（上岡勇二氏との共著。合同出版）、『脳科学からみた８歳までの子どもの脳に やっていいこと 悪いこと』（PHP研究所）、『「睡眠第一！」ですべてうまくいく』（双葉社）など多数。

上岡勇二（かみおか・ゆうじ）
公認心理師、臨床心理士。2014年より「子育て科学アクシス」スタッフ。1999年、茨城大学大学院教育学研究科を修了した後、適応指導教室・児童相談所・病弱特別支援学校院内学級に勤務し、子どもたちの社会性をはぐくむ実践的な支援に力を注ぐ。また、茨城県発達障害者支援センターにおいて成人の発達障害当事者や保護者を含めた家族支援に携わる。著書に『子どもの脳を発達させるペアレンティング・トレーニング』（成田奈緒子氏との共著。合同出版）、『ストレスは集中力を高める』（芽ばえ社）がある。

子どもが幸せになる「正しい睡眠」

2019年 4 月15日　第１刷発行
2023年 8 月28日　第４刷発行

著　　者　成田奈緒子　上岡勇二
装　　丁　杉山健太郎
Ｄ Ｔ Ｐ　山口良二
編　　集　前田康匡（産業編集センター）
発　　行　株式会社産業編集センター
〒112-0011 東京都文京区千石４丁目39番17号
TEL 03-5395-6133　FAX 03-5395-5320
印刷・製本　株式会社シナノパブリッシングプレス

ISBN 978-4-86311-220-9　C0077